孩子的孤独症
可以靠
食物改善

〔美〕帕梅拉·康帕特　达娜·拉克◎著
北京大学医学博士　叶芳◎译

北京科学技术出版社

本书资料仅供参考之用，不能替代医生的建议和护理，您应该在运用本书所述的方法前咨询医生。作者和出版方不承担任何可能因使用本书中包含的信息而产生不良影响的责任。

This translation published by arrangement with Fair Winds Press, an imprint of The Quarto Group
Copyright © 2006, 2009, 2020 Quarto Publishing Group USA Inc.
Text © 2006, 2009, 2020 by Pamela J. Compart and Dana Godbout Laake
Simplified Chinese translation copyright © 2022 by Beijing Science and Technology Publishing Co., Ltd.

著作权合同登记号 图字：01-2021-0797

图书在版编目（CIP）数据

孩子的孤独症可以靠食物改善 /（美）帕梅拉·康帕特，（美）达娜·拉克著；叶芳译. —北京：北京科学技术出版社，2022.4（2025.2重印）
书名原文：The Kid-Friendly ADHD & Autism Cookbook
ISBN 978-7-5714-1586-0

Ⅰ.①孩⋯ Ⅱ.①帕⋯ ②达⋯ ③叶⋯ Ⅲ.①孤独症—食物疗法 Ⅳ.① R247.1

中国版本图书馆 CIP 数据核字（2021）第 235309 号

策划编辑：杨　迪	电　　话：0086-10-66135495（总编室）		
责任编辑：白　林	0086-10-66113227（发行部）		
封面设计：源画设计	网　　址：www.bkydw.cn		
图文制作：天露霖文化	印　　刷：北京利丰雅高长城印刷有限公司		
责任印制：李　茗	开　　本：710 mm × 1000 mm　1/16		
出 版 人：曾庆宇	字　　数：240千字		
出版发行：北京科学技术出版社	印　　张：13.25		
社　　址：北京西直门南大街16号	版　　次：2022年4月第1版		
邮政编码：100035	印　　次：2025年2月第5次印刷		
ISBN 978-7-5714-1586-0			

定　　价：79.00元

推荐序

接到杨编辑让我写序的邀请，我欣然答应。原因有二，其一是本书的译者叶芳博士是我的同事，她在多动症和孤独症防治方面卓有建树，帮助大量患者回归到了正常的学习和生活之中，现在她又翻译了这本关于饮食干预的专著，将会给广大医护人员和家长提供翔实的参考依据；其二是我在探索治疗孤独症的道路上颇为曲折，所以我想把我的经历告诉大家，借以共勉。

1993年前后我偶然接触到一群有语言障碍、行为刻板、眼神不和人交流、易兴奋、冲动，甚至自伤的孩子。后来我才知道这些孩子的症状就是孤独症的表现，他们是田惠平女士创办的北京星星雨教育研究所的学生。当时我正在中医药大学学习中医（我国第一批"西学中"授予学位的中西医结合班），年轻气盛的我自认为是一个机会，也许可以通过中西医结合的方式帮助这群"星星雨"。通过三年的连续跟踪，我发现这些孩子大多有一个共同的特点——脾胃不和，表现为不同程度的消化道症状：偏食、腹泻或者便秘。他们具有较强的偏食的特性，对某些食物的种类、性状、质地异常执着地偏好，而对另外一些食物则极度抗拒。通过中药调理，我帮助孩子们减轻了症状，但由于我当时没有意识到日常饮食本身的问题，对孤独症整体改善不大，就不了了之了。

时间很快推进到了2006年，我专注于食物对慢性鼻炎、哮喘和腺样体肥大影响的研究已有5年。在这些疾病的治疗过程中，我惊奇地发现伴有哮喘的孤独症孩子在治疗哮喘的同时，孤独症的症状也得到了极大的改善，有不少孩子已经能够正常上学、恢复正常生活。冥冥之中我觉得食物过敏、哮喘和孤独症之间有着千丝万缕的联系。

2008 年北京世纪坛医院开展了食物不耐受的检测工作，这给我提供了参考，我发现影响孤独症的主要食物是牛奶、鸡蛋、小麦、坚果、豆类、蔗糖等。这些食物会损害胃肠道、心脏和大脑。通过严格忌口后，孩子的各种症状和化验结果都有不同程度的改善。此外，利用抗过敏药物（抗白三烯的孟鲁司特和抗组胺的氯雷他定及西替利嗪）进行的抗过敏治疗也取得了不错的效果，有效改善了孩子们的语言、行为、胃肠功能等。

前进的道路上布满荆棘，我几度想放弃，但当我看到家长无助的眼神以及孤独症方面停滞不前的治疗，还是咬牙坚持着。很快我们发现孤独症的复杂程度远远超过我们的想象，原因虽各不相同，但也有许多共同之处，于 2012 年我提出了"五位一体"防治措施，即饮食干预、肠道微生态、细胞代谢、营养补充剂和中医中药来治疗孤独症，至今累计治疗超过万人，取得了很好的效果。

对于一个复杂的问题，需要多维思考，多学科联合。医生需要有超乎寻常的勇气和担当，更需要家长的配合和理解！真心希望大家相互合作，求同存异，共同努力，给"星星雨"一个晴朗的天空。

许鹏飞
中日友好医院儿科主任医师
2021 年冬于北京

译者序

当我还在医学院读书时，就了解到很多孤独症孩子会到医院进行食物不耐受的检测。对于食物不耐受这项充满争议的检测，说实话，我对其中的致病机制和病理生理过程是存疑的，特别是其在孤独症孩子的诊疗中的运用，以及根据检验结果进行的饮食干预疗法。

直到工作后我遇到了两个病例。

多多（化名）是一个3岁半的男孩，因为一直不会说话被父母带来就诊。食物不耐受检测结果显示他对牛奶蛋白不耐受。通过包括ADOS-2和ADI-R等在内的两次评估后，多多被诊断为孤独症。坚持康复治疗的同时，多多开始忌口奶制品，3个月后复诊，多多妈妈观察到多多有了明显的眼神交流，可以听懂妈妈的指令，手部的刻板动作明显减少。更让妈妈惊喜的是，多多开始张口说话了。

小满（化名）是一个6岁的大男孩，2年前被诊断为孤独症。食物不耐受检测结果显示他对鸡蛋和小麦不耐受。小满一直严格忌口鸡蛋和小麦，再配合规律的康复治疗，治疗下来效果不错，所以他的父母准备在即将到来的9月份让小满上普通小学。然而他们让小满恢复正常饮食的一周之内，小满很快开始出现打人等攻击性行为，他冲别人吐口水，活动度明显增多，无法安静坐在座位上。

以上是两个给我留下很深印象的病例。

毕业后我来到了中日友好医院，和许鹏飞老师一起工作。许老师从过敏、免疫复合物、神经损伤的思路来解释孤独症的发病机制和治疗策略，整个理论形成了一个闭合的回路。而那些最直观的症状的改变——家长让患儿进行饮食干预后症状得到了改善（多多的例子），进行激发试验后症状恶化（小满的例子），更是让我对饮食和孤独症的关系产生了浓厚的兴趣。

在平时的临床工作中，我会接触大量的孤独症孩子和家长，在对这部分孩子进行跟孤独症诊断相关的评估工作时，我会跟家长聊很多孩子日常生活的点点滴滴，特别是在孩子的饮食方面我会格外关注。很多孩子通过饮食干预后，的确在眼神对视、应名反应、攻击行为上有很大改善，有时候家长在患儿实践饮食干预后的几天之内就能看到改善效果。

机缘巧合之下，我收到北京科学技术出版社的邀请翻译这本书，读了开头我就被深深吸引了。书中提到的从过敏、炎症、饮食角度关注孤独症的观点，竟然与许老师一直主张的思路不谋而合。我怀着浓厚的兴趣翻译了这本书，书中的内容很好地解答了很多孤独症孩子家长的疑虑。真心希望通过这本书能给广大孤独症孩子的家庭提供一些辅助治疗的新思路，能够帮助他们在治疗的荆棘道路上少走弯路。

叶 芳

北京大学医学博士

中日友好医院儿科主治医师

2021 年冬于北京

前　言

一

　　20年前我在医学院读书的时候，当时大家并不特别重视营养学。之后我进入了一所拥有交叉学科的学校继续求学，在此期间接受的营养学培训就是听了为期一周的营养学讲座。当时给我留下的印象是营养学对于临床工作影响并不是特别大。当我在求学之路上继续前行时，这个观念并没有得到明显转变。当我完成了规范化培训进入发育儿科学的真实世界后，我才越来越意识到营养对于孩子的整体健康，尤其是脑功能，具有何等重要的地位。

　　在我接受培训之初，当家长问我是否可以让他们的孩子实行饮食干预或添加营养补充剂，我清楚地记得我当时建议他们不要在这上面浪费时间，因为没有证据表明特殊饮食会有效果。我现在真心希望能找到当年那些家长，然后告诉他们，他们是对的。家长总是努力地寻找所有可能的办法去帮助孩子，尤其是对那些有特殊需求的孩子。现在的科学技术已经可以解答很多年前那些家长的疑问。本书的任务之一就是解答为什么可以让你的孩子尝试饮食治疗并讲清其中的科学原理。

　　我很庆幸能通过正规的医学教育学习营养学知识。当时我完全不相信饮食可以改变行为、发育和脑功能，后来我开始渐渐意识到饮食有治疗效果，而不只有安慰剂效应。我更希望了解效果背后的原理，并且致力于通过我的临床实践来进一步认识这个并不是传统意义上的治疗方法。我接受的传统教育告诉我，并没有某一种治疗方案能治愈这些有特殊需求的孩子。两大阵营（传统医学和非传统医学）中的很多人都认为他们自己认可的那种治疗方案才是正确的。我一直支持通过多种手段来帮助孩子充分发挥其潜能，无论属于传统方法（治疗、训练、药物等）还是非传统方法（饮食调整、营养补充剂、消化系统支持等）。本书的重点更强调那些非传统方法，特别是饮食和营养。

西德尼·贝克博士在他的《解毒和康复》（*Detoxification and Healing*）一书中为思考饮食对脑功能的作用提供了很有用的理论知识。他主要提出了两个基本问题，对于我而言是治疗有特殊需求孩子的基础。我把这两个问题转述如下。

1. 孩子的身体和大脑是否获取了为达到最佳表现而需要的一切？

2. 是什么东西进入孩子的大脑而阻碍其达到最佳表现？

很明显，这两个问题都涉及饮食和营养。最适合孩子的饮食结合营养补充剂，能为孩子提供身体和大脑所必需的营养素。此外，某些食物（特别是奶制品和麸质）的代谢产物会影响大脑功能。这些概念会在后文中进行详述。本书中的食谱是专为孩子的身体和大脑所需而设计的，以清除那些最可能影响大脑功能的代谢产物。

在医学中有一个说法：你不需要记住所有的医学知识，你只需要记住你把它保存在哪里，需要的时候翻出来就行。同样，我不需要掌握所有营养学知识，我只需要知道谁可以帮助我提供健康和营养学知识。这个人就是本书的另一个作者达娜·拉克。

帕梅拉·康帕特

二

我进入营养学的世界始于口腔科工作。我向伊曼纽尔·切拉斯金学习到很多关于食物对身心影响的知识。他是一位内科和口腔科医生，在营养学领域也是全球有名的专家。当我听了他的课之后，我就爱上了营养学和预防医学。切拉斯金为我开启了这个富有挑战并一直稳步发展的领域的大门。他传授了很多宝贵的知识，而令我印象最深刻的是他常说的一句话："人类是受食物影响的生物，如果你不给他吃东西，他会死。如果你给他吃不适合的食物，他的一部分会死。"

1979年，我的家庭医生乔治·米切尔邀请我去首都华盛顿参加一个预防医学的实践活动。他向我介绍了营养学和替代医学领域的专家。虽然他们的新理论受到了质疑，但其中大多数人还是得到了应得的认可。

在实践的早期，我遇到了一个7岁的男孩。他的母亲说全家人、老师和儿科医生都对他束手无策。从2岁开始，他就习惯对其他人使用暴力，包括经常打爸爸，而且由于注意力不集中、冲动、行为失控和具有攻击性，他无法在学校正常上课。他患有慢性乳糜泻，每晚尿床，而且总是处于焦虑不安和郁郁寡欢的状态。他的母亲拿出老师的评价报告，哭着说："每个老师都告诉我，他是他们遇到过的最糟糕的孩子。"

回顾他的饮食状况，我发现奶制品和麸质（小麦）是他最常吃和最喜欢的食物。当时是一个人们很少接受食物和行为之间存在联系的年代。我曾在伯纳德·里姆兰德博士的文章中读到过这种联系，他创办的组织后来成为孤独症研究中心。虽然我们当时没有今天如此普及的检测手段，但证据却在不断增加。既然食物的回避试验符合医学"无害"的要求，我就建议这个孩子进行回避奶制品和麸质的试验。

结果让我和家长非常震惊。在不吃奶制品和麸质的几天后，男孩的情况变得更糟，这就是我们所说的戒断反应。但在回避饮食一个星期后，他的状况开始改善了。他在学校变得遵守纪律了，成绩开始有进步，也获得了老师的表扬，不再有攻击性和冲动性的行为。他的消化状况改善了，晚上也不再尿床了。最重要的是他不再打父亲，反而开始拥抱父亲。他的父母认为他已经被"治好"了，就允许他在生日聚会上吃蛋糕和冰激凌。结果他的很多症状再次复发，各种各样的攻击性行为和尿床再次出现。他们马上让他回避饮食，他的症状又一次消失了。

我永远感激这个孩子教给我的东西，是他开启了我的旅程，进入了一个不断扩大的新领域，每一天都在启发我。

合著者　达娜·拉克

目　录

导　言

有一种东西比世界上所有的军队都强大，那就是一种想法，它的时代已经来临。

为什么买这本书？

虽然这是写给注意缺陷多动障碍（又称多动症）或孤独症谱系障碍（又称孤独症）孩子的书，但它可以帮助任何存在行为问题或发育障碍的孩子。由于在同一时间内改变整个家庭的饮食可能更容易，家庭成员经常对自己的健康和行为的改善感到惊讶，因此本书也是为家庭写的。

你可能想知道本书与其他回避食物的食谱有什么不同。我们认为本书在以下几个方面有所不同。

- 当采取一种饮食干预方案时，在毫无根据的情况下我们很难相信它会有帮助。本书解释了为什么改变饮食可以使孩子的大脑和身体功能变得更好。
- 我们发现，推荐一种专门的饮食比亲自实践这种饮食要容易得多。本书会向你提供一些如何开始和如何保持特殊饮食的建议。
- 我们意识到改变孩子的饮食，尤其是对于那些挑剔的孩子，是一项具有挑战性的任务。本书提供了一些应对挑食者的窍门。
- 不是每个人都喜欢或有时间做饭。我们为忙碌的家长们提供了简单快捷的食谱。
- 孤独症孩子通常在行为和生化指标方面都需要额外关注，这使得喂养变得更加困难。

本书会教你如何以孩子能接受的方式隐藏或掩饰食物。

- 许多关于饮食干预的书只注重回避麸质和酪蛋白。实际上还有部分孩子可能对其他常见的食物有反应，如大豆、鸡蛋、玉米、坚果、酵母发酵的食物，以及一些食物中的特殊成分，如酚类（比如水杨酸盐）、糖类（双糖）和草酸盐。本书也提供了不含这些食物的食谱。

- 书中包含了很多目前用于治疗孤独症、多动症的食谱，还提供了许多新的适合治疗其他疾病的特殊饮食。

- 本书不仅关注从饮食中剔除某些食物，也关注新加入的食物。饮食干预的目的不仅仅是回避不健康或可能有害的食物，更要提供有营养、有吸引力的食物来代替它们。

什么是多动症？

多动症是一系列症状的集合，包括注意力不集中、多动和冲动。目前并没有任何血液化验的指标能够诊断多动症，而是通过特定组合中出现特定症状的数量来诊断的。《精神障碍诊断与统计手册》第 5 版（*Diagnostic and Statistical Manual of Mental Disorders*，DSM）中对多动症的描述如下：

- 注意力不集中的症状：在写作业或进行其他活动时，不能密切关注细节或犯粗心的错误；难以维持注意力；别人对其讲话时似乎并没有在听，往往不能听从指令或不能完成任务；难以组织任务和活动，不愿意从事需要精神上持续专注的任务（如写作业）；容易丢东西，特别是完成任务和活动所必要的东西；容易分心；日常生活中忘性大（如忘记系鞋带、拉裤子拉链等）。

- 多动症状：坐立不安或扭动身体，难以按要求坐好；在不适当的场合跑来跑去或爬上爬下；无法安静地玩耍，经常忙个不停，像是被发动机驱动着一样；讲话过多，喋喋不休。

- 冲动症状：还没等问题讲完就脱口说出答案，难以等待轮到自己，经常打断谈话或骚扰别人。

至少有 6 项注意力不集中的症状才可能是以注意力不集中为主的多动症。至少有 6 项多动和冲动症状才可能是以多动和冲动为主的多动症。以上两类均符合的则是混合型多动症。

关于多动症的诊断，以下注意事项很重要。

- 每个人都有注意力不集中或多动的阶段。多动症的诊断要求症状至少持续 6 个月。

- 根据定义，多动症的症状应在 12 岁之前出现。这并不意味着在 12 岁之前症状会比较轻，因为孩子年龄较小时，我们对其要求较低，因此症状可能一开始并不会被发现。随着要求不断提高，会逐渐发现孩子达不到要求，症状才会越来越明显。

- 多动症的症状会损害社会功能或学习成绩。多动症的症状并不是一个是或非的问题，而是一个程度的问题，同时症状还必须出现在多个环境中，如在家和学校里。

- 对症状的判断需要以孩子的发育年龄来比照，而不是实际年龄。如果一个 4 岁的孩子发育迟缓，相当于 2 岁的水平，那么其多动症症状需要按照 2 岁来评价而不是 4 岁。

- 最重要的是，不是每个孩子出现以上症状就会被诊断为多动症。诊断标准还提到这些症状必须不能用其他的诊断来更好地解释。焦虑、抑郁、学习障碍、过敏和食物不耐受的孩子也会有注意力不集中的表现。

治疗多动症有很多方法。本书并不是帮助你为孩子进行疾病诊断，也不是用来代替医生给你的治疗建议。相反，它为你提供建议，以优化孩子的营养，使孩子的大脑达到最佳状态。对一些孩子来说，仅仅改变饮食便足以改善这些症状。对另一些孩子来说，饮食、营养补充、治疗、训练、药物治疗的组合可以得到最好的结果。当大脑处于最佳状态时，其他治疗的效果会更明显。

什么是孤独症？为什么它们被称为孤独症？

孤独症是一种发育障碍，《精神障碍诊断与统计手册》第 5 版对其进行了定义。它比多动症更加复杂，但和多动症一样无法通过专门的血液化验或脑部扫描来进行诊断。它也是一类症状的集合。当《精神障碍诊断与统计手册》于 2013 年 5 月修订到第 5 版时，孤独症的诊断标准发生了一些重大变化。在此之前，孤独症的特征表现在 3 个不同的类别：社会互动、交流、有限兴趣或刻板动作。有些症状是诊断所必需的，但不是全部。在《精神障碍诊断与统计手册》第5版标准中，社会互动和交流被合并为一个类别。孩子必须在社会互动和交流类别中满足所有3个标准，在有限兴趣或刻板动作类别的4个标准中至少满足2个才能被诊断。此外，感觉症状首次被纳入诊断标准。诊断标准如下所述。

- 持续的社交障碍和社会互动缺陷：

  1. 社交-情感互动的缺陷。包括不正常的社交方式，无法进行往复交谈；很少分享兴趣、情绪和感受；无法发起或回应社会互动。

  2. 用于社交互动的非言语沟通行为存在缺陷。包括言语和非言语沟通之间的协调差；眼神接触和肢体语言反常或理解、运用手势存在缺陷；完全缺乏面部表情和非言语沟通。

  3. 发展、维持和理解人际关系存在缺陷。包括难以依据不同的社交场景调整行为；难以参与想象性游戏或交友困难；对同龄人缺乏兴趣。

- 受限、重复的行为、兴趣或活动模式：

  1. 动作、物品使用或说话方式刻板、重复（例如，简单运动刻板定型、反复排列玩具或翻动物品、一直模仿别人说话、措辞怪异）。

  2. 行为模式单调无变化，顽固地坚持常规习惯或方式，言语及非言语行为仪式化（例如，对微小变化极度苦恼、对变化难以调适、思维模式僵化、问候仪式化、每天必须走相同的路线或吃相同的食物）。

  3. 极受局限的、固定不变的兴趣，并且兴趣强度和兴趣点反常（例如，强烈迷恋或专注于不寻常的物品，过度局限或固执的兴趣）。

  4. 对感官输入反应过度或反应不足，或对某些感觉方面有异常的兴趣（例如，对疼痛或温度明显淡漠、对特定的声音或质感反应不适、过多地嗅或触摸某些物体、视觉上对光亮或运动痴迷）。

《精神障碍诊断与统计手册》第5版的另一个重大变化是取消了以前的诊断类别，如广泛性发育障碍（PDD）和阿斯佩格综合征（AS）。它们现在都包括在孤独症谱系障碍当中。从功能医学的角度来看，这些区别并不是那么重要，因为治疗（如饮食干预）的目标是改善功能，而不管症状涉及的"标签"是什么。

《精神障碍诊断与统计手册》第 5 版还对发病的年龄标准进行了调整。以前的标准是症状出现在 3 岁之前。在《精神障碍诊断与统计手册》第 5 版中，症状出现在早期发育阶段，但标准认为这些症状一开始可能不明显，直到社会需求超过孩子的能力时才会被发现。

孤独症诊断的一个重要特征是不仅仅关注孩子是否发育迟缓或缺乏某些技能，而更看重孩子的一项技能或互动的质量。一个孩子可以积累大量的语言，但如果语言不是用来交流的就属于不正常的情况。例如，一个孩子可能会背诵一整本书，但却不能进行对话。他的语言似乎很棒，但他的沟通能力并不好。

不管有哪些症状，许多多动症或孤独症孩子对饮食和营养的改变反应良好。优化营养的目的是优化大脑和身体的功能，使孩子在接受其他治疗时效果更好，并达到最佳效果。本书将描述一些孤独症孩子不同于多动症孩子的生化问题。

如果不确定孩子是否患有多动症或孤独症，这本书对我有帮助吗？

你的孩子可以从本书中获益，而并不需要以一个具体的诊断为前提。当你读到某些症状和饮食有关系时，你可能会发现其中的一些建议对你的孩子也会有帮助。再强调一次，本书可以告诉你对于孩子的大脑和身体而言，什么是需要的，什么是不需要的，从而帮助孩子达到最好的状态。

饮食干预就足以改善孩子的症状吗？

多动症或孤独症孩子通常需要综合治疗，因为多动症或孤独症没有单一的病因，因此也就没有单一的治疗方法。特别是孤独症孩子可能有遗传易感性、先天代谢缺陷、免疫功能障碍、消化不良、吸收不良综合征和食物不耐受反应。这些特征随后可能被一系列增加孤独症易感性的环境因素所影响，包括围产期损伤、病原体暴露、毒素、重金属暴露、罕见的疫苗接种反应、过敏原、杀虫剂、不良饮食、营养不良和其他应激源。通常情况下，并非任何单一因素，而是"总负荷"的累积效应引发失衡而导致疾病。当前研究的重点是识别众多潜在的危险因素，建立更多的预防措施，加强早期诊断和早期干预，提高治疗的有效性。

我们将治疗想象成一张桌子，把治疗方法比喻成治疗的三条腿，每条腿都对保持稳定和平衡非常重要。

- **训练治疗**。包括行为疗法或组织策略和教育干预（特殊教育、言语或作业治疗等）。
- **药物**。根据需要对每个孩子使用适合的药物。
- **生物医学**。饮食和营养是整个治疗计划的关键组成部分，因为它们解决了影响身体和大脑的潜在核心问题。我们吃什么、消化什么、吸收什么、利用什么会影响我们自己。不幸的是饮食和营养经常被低估或忽视，而事实上，多动症或孤独症的许多症状表现与营养缺乏、营养代谢紊乱、饮食不佳、对特定食物的不良反应以及消化和吸收问题直接相关。

为获得最佳效果，"三条腿"都需要重视。本书着重强调生物医学的重要组成部分——饮食疗法。

什么是饮食干预？

没有一种饮食干预是适合所有人的，对于那些多动症或孤独症孩子来说尤其如此，他们可以从回避一种或多种饮食中受益。基于每个人独特的生化背景、消化情况、对食物的反应，有多种有效的饮食干预。这里有一点很重要，那就是这些特殊饮食或饮食组合具有个体差异，不一定适用于所有多动症或孤独症孩子。针对多动症和孤独症的最常见、最有效的一种饮食疗法是回避麸质和酪蛋白。虽然其他食物可能也有问题，但这两种蛋白质是目前为止最常见的罪魁祸首。酪蛋白是奶制品中的主要蛋白质，但不要误认为"不含牛奶"等同于"不含酪蛋白"，因为酪蛋白还可能存在于除牛奶以外的食物中。它既存在于其他奶制品中，如酸奶和冰激凌，也存在于许多烘焙食品和其他意想不到的地方，如某些罐装金枪鱼。

麸质是在小麦和其他谷物中的一种蛋白质。同样，"不含小麦"不等同于"不含麸质"。关于这些蛋白质及其来源和替代品的讨论请详见第四章。

对许多孩子来说，回避酪蛋白和麸质就足够了。但近年来越来越多的孩子对其他食物（如大豆或玉米）有反应。还有的孩子可能对食物中的某些化学物质（如酚类或水杨酸类）或人工防腐剂、色素有反应。还有一些人可能难以忍受某些类型的碳水化合物。一部分人可能需要调整饮食以应对肠道细菌的过度生长。本书包含了对饮食干预更深入的讨论，超越了无麸质无酪蛋白饮食（GFCF），包括法因戈尔德（禁止各种人工味素、色素、防腐剂）/低酚/低水杨酸盐饮食，特定碳水化合物饮食(SCD)、肠道和心理综合征饮食(GAPS)、低草酸盐饮食(LOD)、低发漫饮食（FODMAP），以及侧重于针对酵母菌过度生长和炎症的饮食。本书中的大多数食谱都不含麸质和酪蛋白，另外一些也不含大豆、玉米和其他可能会引起麻烦的食物。我们还对食谱进行了相应调整，使之与所讨论的其他饮食相一致。在第二章，我们提供了一个简明的饮食干预和支持策略的概述，接着是每种饮食干预的单独章节，聚焦于健康的饮食。在第十二和十三章，我们为你提供零基础"小贴士"和解决常见问题的方法。在本书的第二部分中，我们将按类别提供一些指南和食谱。我们的目标是为使用饮食干预最广泛的儿童群体提供指导和食谱。

有没有检查可以确定孩子是否需要饮食干预？

这个问题将在后文中详细讨论。一般来说，营养和饮食治疗方法应根据每个孩子的具体反应、生化、代谢、免疫背景、消化和营养失衡情况而定。幸运的是近年来营养学已经追赶上了临床和坊间观察的发展速度。现在，大量复杂的检查手段提高了我们的诊断能力。这些检查包括明确消化不良和吸收不良；食物过敏、敏感和不耐受；肠道病原体；炎症；免疫失调；接触有毒金属和其他有害物质；营养水平，以及氨基酸、脂肪酸、碳水化合物、维生素和矿物质代谢缺陷。许多孩子在食物消化和营养吸收方面有问题，有些孩子还会出现重金属超标。几乎所有患有多动症或孤独症的孩子都存在营养缺陷，而那些状况最严重的孩子会同时存在严重的营养缺陷和代谢障碍。

　　大多数特殊检查并不属于多动症和孤独症的常规检查。但如果不做这些检查就可能遗漏重要的问题，导致治疗计划不完善。

这本书有什么用？

　　本书的各个章可以帮助你解决以下问题：

- 找到罪魁祸首（麸质和酪蛋白）的来源和替代品，以及其他诱因，如大豆、玉米、鸡蛋、水杨酸盐、酚类、双糖、草酸盐和引发炎症的食品。
- 如何明确一种食物对你是"好"还是"坏"。
- 如何确定你的孩子是否对特定的食物敏感。
- 如何改变孩子的饮食。
- 如何让挑食的孩子接受新食物。
- 应对饮食调整过程中常见问题的对策。

用他们自己的话来说

　　没有人比孩子的家长能更好地讲述这个故事，他们坚持不懈地为自己的孩子找到了正确的治疗方案，而他们的孩子也勇敢地坚持治疗。每个孩子的反应都是独一无二的，所以书中所包含的故事可能会有所不同。有些人对单一的干预有明显反应，而另一些人在综合治疗的情况下反应最好。

　　对于家长来说，当结果没有马上出现或者不是特别明显的时候，坚持不放弃很重要。请一定坚持和耐心等待。安妮·埃文曾在她的书《治疗和治愈孤独症》（*Autism Treated and Cured*）中写道：

　　"献给我深爱的莎拉，她忍受着疾病和痛苦，为其他孤独症孩子开辟了一条治愈之路。"我们将用这句话开启本书的内容。

美国多动症和孤独症的患病率

多动症

根据美国疾病控制与预防中心 2011 ~ 2013 年的《家长报告》中的数据，4~17 岁的儿童中约有 11% 曾被诊断患有多动症。

根据 2011 ~ 2012 年在全美进行的儿童健康调查的数据显示，在 2003 年到 2011 年期间，经专科医生诊断的多动症患病率增加了 42%。

孤独症

美国疾病控制与预防中心根据孤独症和发育性残疾监测网络获得的数据报告了孤独症的患病率：

年份	患病率（‰）	患者比例
2000	6.7	1∶150
2006	9.1	1∶110
2008	11.4	1∶88
2010	14.7	1∶68
2012	14.7	1∶68
2014	16.9	1∶59

* 2018 年 4 月的报告基于 2014 年的数据。孤独症在男孩中的患病率（1/37）是女孩（1/151）的 4 倍。

在亚洲、欧洲和北美洲的研究发现孤独症的平均患病率为 1%~2%。

从婴儿早期就出现孤独症症状的患病数量并没有随时间发生显著变化。而那些正常发育一段时间后，在 12~24 月龄之间才表现出来的退化性孤独症的患病数量呈指数级上升。

由于孤独症行为通常出现在 3 岁之前，早期诊断至关重要。早期干预治疗的效果最好。

关于本书中的计量单位：

1 杯 =240 毫升

1 大勺 =15 毫升

1 小勺 =5 毫升

第一部分

准备！出发！

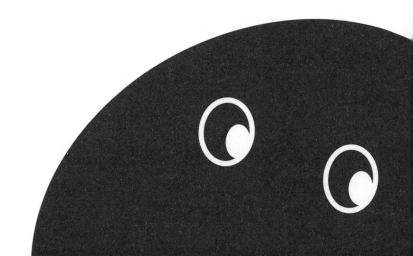

第一章

食物反应

食物反应是什么？

如何检测食物反应？

在科学上，重要的不是获得新发现，而是找到探索这些发现的新方式。

——威廉·布拉格

食物过敏、食物敏感和食物不耐受

许多人用"食物过敏"来概括人体对食物产生的所有不良反应，这是不准确的。食物过敏只是人体对食物产生的众多不良反应之一，此外还包括食物敏感和食物不耐受，而它们并不属于食物过敏。食物过敏的症状通常很明显，如打喷嚏、出现荨麻疹和哮喘等，而食物敏感和食物不耐受的症状表现则没有那么迅速，也没有那么明显，但通常能引发多动症和孤独症孩子的各种问题行为。引发食物过敏的食物有牛奶、小麦、大豆、玉米等，而几乎所有的食物都能引发食物敏感和食物不耐受。

大多数食物敏感和食物不耐受都是由消化不良、对特定的食物成分吸收不良或同时由这二者引起的。食物不耐受又可以根据食物来源分成多种类型，如由麸质引发的不耐受，由乳糖、果糖及碳水化合物中的其他糖类引起的不耐受，由酚类、水杨酸类引起的不耐受，以及对因消化异常而产生的副产品的不耐受，这里的副产品是指肠道在消化牛奶酪蛋白、麸质和大豆等过程中代谢所产生的阿片肽。其中，麸质不耐受问题尤其需要重视，最新研究表明，它还可能会导致大脑和身体出现炎症。

食物过敏

人体中导致食物过敏的抗体与导致食物敏感的抗体不同，前者为免疫球蛋白 E（IgE），后者为免疫球蛋白 G（IgG）。因此，它们的检测方法也不同。我们将在本章后面的内容中讨论判断食物反应的所有常见的血液检测方法，其中最容易让人混淆的便是它们。

与 IgE 相关的食物反应又可称之为"传统食物过敏"，也就是大家很熟悉的食物过敏。它的特点是反应明显、快速，如果一个人对某种食物过敏，那么在吃了这种食物后会很快显现出荨麻疹、哮喘等症状。如果过敏严重，甚至会危及生命。

由于食物过敏发生得很快，所以人们很容易弄清楚它与特定食物之间的因果关系。此外，这种反应不会对大脑产生直接的负面影响。也就是说，如果某人在食物过敏后变得烦恼、易怒，那并不是由反应本身引发的，而是由过敏产生的不适感（如身体发痒、哮喘等）间接引发的。

引发食物过敏的最常见食物包括牛奶、鸡蛋、坚果（杏仁、腰果、核桃等）、鱼类、贝类、大豆和小麦。

食物敏感

食物敏感与 IgG 相关，它不仅可能导致身体出现类似于食物过敏的症状，还可能导致身体出现其他一系列症状，包括行为方面和发育方面的症状。

食物敏感和食物过敏的一个显著区别是症状出现的时间。食物过敏的症状会出现得很快，而食物敏感的症状则会在食用食物后 1 ~ 3 天才出现（大多情况下为 1 ~ 2 天），让人难以知道究竟是哪种食物引起了哪种反应。因此，虽然坚持记录饮食日志对于避免食物过敏是一个很有效的办法，但对于食物敏感来说，记录饮食日志的意义并不大。

对那些免疫功能受损的人来说，他们被检测出 IgG 抗体的数值可能很高，这意味着他们日常所食用的大多数食物都会引发食物敏感。对于这些人，我们推荐"轮换饮食"，即通过避免重复摄入有可能致敏的食物，减少人体对食物的不良反应，并避免对人体免疫系统的进一步破坏。这种饮食方式要求患者在一个周期内对同一类食物只摄入一次，这个周期通常为 4 天及以上。我们将在第九章对"轮换饮食"进行更详细的讨论。

食物不耐受

食物不耐受并不是由免疫球蛋白（如 IgE、IgG 等）引发的，而是由以下两种情况引发：一是由于身体无法代谢食物中的某种成分。这些成分通常包括果糖、苯丙氨酸、酚类和水杨酸盐等。二是由于体内缺乏特定消化酶而引发了消化不良，如对乳糖、麸质和酪蛋白消化不良。顺便说一句，乳糜泻并不是消化不良引发的，而是由于人体在摄入麸质后引发了自身免疫反应，造成了小肠绒毛受损而导致的问题。

食物不耐受有速发型反应和迟发型反应。比如，乳糖不耐受在数小时内就可能产生剧烈的反应（如腹泻、腹部痉挛等）；而麸质不耐受既包含速发型反应（如胃痛、腹部痉挛、腹泻等），也包含迟发型反应（如发育迟缓、皮疹、乏力、神经和行为方面的症状等）。与之相似的是酚类和水杨酸盐不耐受，有些症状会出现得很快（如胃痛、脸或耳朵发红、多动、荨麻疹和头痛等），而其他症状则出现较慢（如黑眼圈、注意力不集中、睡眠障碍、说话困难、抽搐、撞头等行为问题）。

食物敏感和食物不耐受的症状

食物敏感和食物不耐受的症状如下。

- **一般症状：**乏力、渴望进食。
- **皮肤症状：**湿疹、原因不明的皮疹、黑眼圈、脸或耳朵发红。
- **消化系统症状：**胃痛、大便稀或腹泻、便秘、交替腹泻和便秘。
- **呼吸系统症状：**痰多、鼻塞。

  与自身免疫相关的症状如下。

- **心血管系统症状：**心律不规则、血压升高。
- **神经系统症状：**头痛、耳鸣、皮肤刺痛、头晕、抽搐。
- **心理症状：**抑郁、心境障碍、焦虑、惊恐、攻击行为、睡眠障碍。
- **行为或发育症状：**注意力下降、多动、冲动、情绪波动大、易怒、焦虑、缺乏眼神交流、社交困难、语言能力下降、偏执、刻板动作。

肠道问题是如何影响大脑的？

许多多动症和孤独症孩子的肠道黏膜都存在问题，这引发了多动症和孤独症的症状，或导致症状进一步加重。

为什么肠道黏膜的健康对多动症和孤独症孩子如此重要？让我们先来看看它

在消化系统中的作用。

在正常情况下，由大分子构成的食物在小肠（肠的上段）内被消化，并被分解成小分子。例如，蛋白质会被分解成氨基酸，脂肪会被分解成脂肪酸，碳水化合物会被分解成单糖。这些小分子会随着其他营养物质穿过肠道黏膜后进入血液，随后进入大脑等身体各个部位。

在这个过程中，肠道黏膜发挥了屏障功能，它只允许食物中那些已经被完全消化分解的小分子穿过，并进入血液，而未被完全消化分解的大分子则不能通过。肠道黏膜就像一扇纱窗，它只允许新鲜空气进来，而不允许有害的虫子，如让人讨厌的苍蝇等进来。但当肠道黏膜被破坏时，食物中具有潜在危害的大分子便会穿透肠道黏膜进入血液，这就像纱窗上破了一个洞，害虫便可以钻进来一样。由于这些大分子是通过肠道黏膜的微孔渗入人体的，因此这种症状被称为"肠漏症"。

接下来，我们来了解一下人体对食物的消化过程。

最容易让多动症和孤独症孩子产生食物反应的蛋白质（特别是牛奶、小麦和大豆中的蛋白质）是由氨基酸链组成的，蛋白质只有被消化酶分解成一个个氨基酸时，才能够被人体吸收和利用。打个比方，如果说人体像投币机，那么食物就像纸币，必须将其兑换成硬币才能使用。并非所有的蛋白质都能够被完全消化，未被完全消化的产物就是短链氨基酸——肽。肽分子体积较大，正常情况下是不会被肠道黏膜吸收的，但如果肠道受损，渗透性变强或出现肠漏的话，肽就会被肠道黏膜吸收。

你可以将食物中的蛋白质想象成一根长长的金属链，链子上的每个环都是一个氨基酸，而消化酶可以打开这些环之间的连接，释放氨基酸（单个的环）。有些患多动症或孤独症的孩子体内缺乏足够的消化酶，或者身体不能在适当的时间释放这些消化酶，或者释放的消化酶数量不足，这会导致他们体内被肠道黏膜吸收的肽特别多。

那么，这些进入血液中的"漏网之肽"又是如何对大脑造成危害的呢？

如果把氨基酸比作字母，肽则是由这些字母组成的单词。字母（氨基酸）的排列方式不同，形成的单词（肽）也会不同。当一个肽被身体识别为已知肽时，身体会允许它继续存在；但如果身体识别不出某个肽，就会将其认定为外来入侵者，并动员专门的细胞来清除它。同样，当肠道黏膜被破坏时，身体可能会认为渗漏到血液中的肽是入侵者。如果这些肽在大脑中有相应的受体，它们就可能会通过大脑向身体发出信号。但如果这个信号是大脑之前从来没有出现过的异常信号，大脑就可能会出现短路，这就会引发孩子出现多动症和孤独症的许多症状。

为何奶制品、小麦制品会让孩子上瘾

大脑由于错拼的"单词"而发生短路的现象在很多疾病中都会发生，而在孤独症孩子中更为常见的一种情况是他们会自造对大脑有类阿片作用的"单词"，也就是呈类阿片结构的肽。如果将肽（单词）中的氨基酸（字母）以一个特定顺序排列的话，肽的分子结构就和阿片类成分相似（类似于吗啡），并且对大脑产生的影响也会和阿片类成分相似。在很多孤独症孩子的脑脊液和尿液中都可以检测出这种阿片类成分（但这种情况在多动症孩子中很少出现）。

阿片类成分（包括吗啡、海洛因等）是一种从鸦片中提取的有麻醉作用的生物碱，它可以引起阿片类反应。富含酪蛋白和麸质的食物是最常见的能在代谢中产生阿片类成分的食物种类，大豆类食物也可能是阿片类成分的来源。酪蛋白和麸质中有一组相似的氨基酸序列结构，它们的长链氨基酸中都嵌入了一些短链的阿片肽结构。这些阿片肽通常不具备活性，但一旦蛋白质由于消化酶缺陷（如二肽基肽酶缺乏）而不能被完全分解时，这些阿片肽就会被激活。

这些由于消化酶缺陷而产生的阿片肽有着特定的氨基酸序列。代谢麸质所产生的特定序列为植物麦醇溶蛋白（tyr-pro-gln-pro-gln-pro-phe），代谢酪蛋白所产生的特定序列为酪啡肽（tyr-pro-phe-pro-gly-pro-ile）。这些阿片肽分子结构较大，无法自由穿过完整的肠道黏膜。但当肠道黏膜因为各种原因出现渗漏时，它们就会进入血液，并随血液流入大脑，对大脑产生阿片类作用。

阿片类成分对大脑的作用无疑可以解释很多孤独症孩子的症状。

很多孤独症孩子特别喜欢奶制品和小麦制品，那些特别喜欢喝牛奶的孤独症孩子甚至还会被家长称为"牛奶鬼"。他们对牛奶的过度热爱类似于吸食毒品。一些孤独症孩子还可能因为其他食物不能给大脑带来同样兴奋的感觉而拒绝食用，继而出现厌食甚至绝食的现象。这种表现也可以解释为什么很多孤独症孩子在开始避食奶制品和小麦制品的一段时间里会出现烦躁甚至易怒的情况，这实际上是一种戒断症状。

阿片类成分还可能会使孤独症孩子出现社交障碍，因为它们会模拟阿片类药物的药理作用——已被证实其可以作用于大脑负责语言和听觉的特定区域。孤独症孩子可能会出现经常走神、沉浸在自己的世界里等情况，也可能会无缘无故地哈哈大笑或傻笑。

此外，孤独症孩子可能对疼痛感有较高的耐受性，这是因为阿片类成分有很好的镇痛作用。

有时，尽管孤独症孩子的酪啡肽和植物麦醇溶蛋白测试结果均呈阴性，但是从饮食中剔除酪蛋白或麸质后，孤独症孩子的异常行为和注意力缺乏也得到了显著的改善。因此，当孤独症孩子表现出极度挑食或酷爱一些典型的问题食品，如奶制品、麸质、大豆等时，我们建议对孩子进行饮食干预。

支持阿片类物质过量的理论

根据卡勒·赖歇尔特博士的研究结果，我们可以得出如下结论：

- 在人的脑脊液、母乳、血液和尿液中发现了经人体消化食物而产生的阿片类物质，这种情况在孤独症孩子、抑郁症和精神分裂症患者中较为常见。
- 孤独症孩子摄入麸质和酪蛋白后出现成瘾行为，避食后出现戒断症状。
- 进行无酪蛋白无麸质和无大豆饮食后，尿液中的阿片类物质减少。
- 就像使用吗啡的人一样，孤独症孩子在摄入麸质和酪蛋白后瞳孔会缩小，而避食麸质和酪蛋白一段时间后瞳孔就会变大。
- 孤独症孩子会出现便秘、沉浸在自己的世界里以及对痛觉不敏感等症状。

19

是否有必要给孩子做 IgG 食物过敏原检查？

在临床工作中，我们希望尽可能地找到孩子的治疗指征。有时候我们会通过对孩子进行面诊来判断，有时候我们会参考实验室的检查结果进行判断。通过检查来判断孩子是否存在食物反应（过敏、敏感或不耐受）是合理的，不过很多临床医生对最佳检查时机有不同看法。一些医生认为在开始进行饮食干预之前就应该对孩子进行检查，还有一些医生认为对孩子进行饮食干预之前做检查是没有必要的。其实，无论什么时候给孩子做检查，学会看懂检查结果，以及了解检查结果所没有反映出来的问题才是最重要的。

就像混淆食物过敏和食物敏感两个概念一样，许多人用过敏检查来描述对所有食物过敏或敏感的检查。其实，食物过敏检查不同于食物敏感检查。如果你带孩子去一个过敏专科医生那里寻求帮助，医生会对孩子进行食物过敏检查。食物过敏检查可以通过皮肤点刺、斑贴试验、抽血化验或放射过敏原吸附试验等进行检查。这些检查基本都可以利用传统实验室进行。其中，抽血化验对于检测速发型过敏反应而言可信度尤其高，这种过敏反应可能导致出现荨麻疹、哮喘和许多其他身体症状。但上述这些检查都不适合检查食物敏感，而这才是与多动症和孤独症孩子的症状相关的食物反应。因此，如果你想为孩子做食物敏感检查，过敏专科医生可能无法帮助你。

针对迟发型食物反应的检查叫 IgG 食物过敏原检查。IgG 食物过敏原检查中的抽血化验只能通过专门的实验室进行。一些传统实验室可能会提供针对酪蛋白或麸质的 IgG 食物过敏原检查，但通常不会提供完整的食物种类检查。食物种类检查费用较高，因此，你在考虑是否做和何时做检查以外，也需要同时考虑检查费用的问题。

如果 IgG 食物过敏原检查结果呈阳性，则说明人体对某种食物有异常反应。根据反应的强度，检查结果被分为不同等级。在看 IgG 食物过敏原检查结果时，要记住以下几点。

▪ 如果检查结果呈阳性，说明孩子食用的食物中有某些分子渗漏到了血液中，引发了人体的免疫反应，并导致 IgG 抗体的增加。仅此一项并不能说明某些食物就是问题食物，因为这也有可能是肠漏症导致的结果。

- 如果检查结果正常，也不能说明孩子不存在食物敏感或食物不耐受等食物反应。

- 孩子食用了从未吃过的食物也可能会造成检查结果呈阳性，这是因为某些食物种类之间会出现交叉反应，导致假阳性的结果。

- 有些孩子对很多食物都会有不同程度的阳性反应，但并不意味着这些食物对孩子而言都是问题食物。如果检查结果显示孩子对 15 种以上的食物有不同程度的阳性反应，可以认为孩子出现了肠道黏膜渗漏的迹象。也就是说，肠道屏障无法阻挡各种食物分子渗入血液里，而免疫系统对此的反应是产生针对所有这些食物分子的抗体。在对孩子进行饮食干预时，并不需要将这 15 种食物从饮食中全部剔除，因为这样的话会发现没有什么可以吃的食物了。

那么如何看待检查结果呢？如何更好地利用这些结果来指导治疗？我们认为，IgG 食物过敏原检查一般不需要一开始就做。在这里再次强调一下，仅仅根据 IgG 食物过敏原检查结果而回避某种食物并不能确保食物反应症状能缓解。

何时进行 IgG 食物过敏原检查更好呢？事实上，在接受其他治疗（有助于改善肠道黏膜的治疗）后，再进行 IgG 食物过敏原检查可能对治疗更有帮助。当肠道黏膜的屏障被修复后，食物分子就不容易进入血液了。如果食物中的小分子已经通过肠道并进入血液后，依然引发免疫反应，此时再进行 IgG 食物过敏原检查可能更有意义。如果已经回避了最常见的问题食物，且已经开始接受其他治疗（如在日常饮食中添加营养补充剂），而孩子的症状没有明显缓解，那么 IgG 食物过敏原检查可能会对孩子后续的治疗有帮助。在这种情况下，IgG 食物过敏原检查可以帮助孩子找出日常饮食中还有哪些食物可能会引发食物反应，这对接下来的饮食干预将具有指导意义。

不要对新思想感到惊讶，你要知道，事情的真假与否并不取决于其是否被大众所接受。

——斯宾诺莎 （1632—1677）

进行饮食干预之前，哪些检查是有帮助的？

在进行饮食干预之前，以下两项检查对孩子是有帮助的。

- **多动症和孤独症孩子**：乳糜泻的血液检测。
- **孤独症孩子**：由麸质、酪蛋白和大豆代谢产生的尿液阿片肽残留检查。

此外，如果你阅读了上文的注意事项，也可以考虑给孩子做食物过敏和食物敏感测试。

孩子的主治医生可能基于之前的检查结果和目前的反应症状为孩子增加检查项目。检查项目可能包括以下几项：

- 血常规检查，以确认是否有贫血；
- 检查是否缺乏维生素 A 和维生素 D；
- 检查代谢水平。

也可以考虑专业实验室的检查项目，具体如下：

- 细胞营养和酶活性的尿有机酸分析（测试营养功能的有效方法）；
- 氨基酸分析（检测血浆和尿液）；
- 粪便分析，可能包括病原体、寄生虫、肠道菌群的检测以及用于查看消化、便潜血和炎症的指标；
- 还有很多其他的检查可供选择，包括遗传、线粒体、免疫或自身免疫检测和有毒物质标记物。

重点检测：乳糜泻血液检测

乳糜泻是一种不能耐受麸质的疾病。患了这种疾病后，摄入麸质会导致自身免疫反应。乳糜泻会导致人体将小肠黏膜细胞识别为异物，并使人体对其产生反应。这会改变肠道黏膜的结构，造成肠道渗漏。

传统的观点认为乳糜泻会导致腹泻或影响孩子的身体发育。然而，最新的研究结果表明，患有乳糜泻的孩子有可能排便正常且身体发育也是正常的，但会出现行为、发育或神经方面的问题。少数多动症或孤独症孩子可能会患有乳糜泻。

10%～15% 的唐氏综合征孩子也会患乳糜泻。建议在孩子开始无麸质饮食之前就进行检查，这是因为目前治疗乳糜泻的唯一方法是终生完全回避麸质食物。哪怕99% 回避麸质食物都无法治愈乳糜泻。如果孩子完全回避麸质成分，那么乳糜泻基本上是可以被彻底治愈的，孩子的肠道黏膜也会恢复正常，此外，行为和发育问题也会有所缓解。相反，如果患乳糜泻多年不治疗，则会增加孩子患其他自身免疫性疾病（如类风湿关节炎或狼疮）和癌症的风险。所以，治疗乳糜泻还可以降低未来患这些疾病的风险。

有些多动症和孤独症孩子需要完全避食麸质成分才能有治疗效果，只避食部分问题食物是没有用的。针对乳糜泻进行的检查包括两类：一类是识别特定的麸质抗体（抗肌内膜抗体、抗麦胶蛋白、谷氨酰胺转氨酶、网状蛋白）；另一种是识别遗传标记物，通过聚合酶链反应（PCR）检测人类白细胞抗原-DR位点（HLA DR），特别是人类白细胞抗原-DQ2位点或人类白细胞抗原-DQ8位点。麸质抗体检查必须在孩子还未开始无麸质饮食期间完成。遗传标记物检测则不要求孩子接触麸质，一般是在有家族史或抗体筛查结果不正常的情况下进行的。因此，在孩子开始回避麸质之前为孩子安排与乳糜泻相关的血液检测是有必要的。

> 今年夏天，特拉维斯接受了大便、尿液和血液检查。医生们发现了他体内的酵母菌过度生长，且消化酶分泌不足，维生素 A 缺乏。除此之外，他还对很多食物敏感，其中就包括他平时经常吃的鸡蛋、大豆、番茄、酵母、菜籽油、哈密瓜和椰子。目前，他已经有 4 个星期没有吃这些食物了。在刚开始避食的前两周,特拉维斯的情况变糟糕了，但他现在好多了，也更有精力了。
>
> ——米凯莱·帕奇菲科
> 2000 年的来信

有专家认为，有一些麸质不耐受并不是乳糜泻，也就是说与乳糜泻相关的检查结果是阴性的。和麸质一样，人体对奶制品和大豆会通过多种途径产生反应。所以，对食物敏感或不耐受的检查可能会产生假阴性结果。根据我们的经验，回避可疑食物是确定问题食物和减少食物反应的最可靠方法。

重点检测：尿液阿片肽残留检测

尿检可用于测定由酪蛋白、麸质和大豆代谢产生的类阿片肽。尿检只能在专门的实验室里进行，它必须由医生或其他专业人员实施。这种检测可以直接从酪蛋白和麸质的代谢产物中测定类阿片肽，而大豆类食物代谢产生的阿片肽还无法直接测定。

如果在尿液中发现了阿片肽成分就说明孩子食用的这些食物正在产生对大脑有负面影响的物质，这些检测结果可以为想让孩子执行饮食干预的家长提供动力。另外，孩子体内阿片肽的水平可以为预测孩子的戒断症状提供有用的信息。当一个孩子体内的类阿片肽成分含量较高时，说明孩子对某类食物上瘾程度较高并且后续戒断症状会较重，回避这些食物的难度可能更大。

观察食物反应的黄金标准

身体不会说谎，观察孩子的身体就是最好的检查方法。我们知道最常见的会引发身体反应的食物是含有酪蛋白、麸质和大豆的食物。对大多数孩子而言，不吃这些问题食物是最保险的。观察食物反应的黄金标准是孩子回避特定食物后的反应，这比任何血液检查都准确。我们要牢记，治疗的目的并不是让血液检查的指标变得更好，而是让孩子变得更好。

回避可疑的食物之后，一些孩子的病情将会出现明显好转。这时，你可以在一段时间后重新让孩子摄入这种食物，如果孩子的食物反应更强烈，就能确定这种食物为问题食物，也能清楚其引发的症状。

但对另外一些孩子而言，身体的反馈则没有那么明显。这可能是因为孩子对不止一种食物产生反应。即使孩子对回避的某种食物有反应，但是由于孩子本身会出现其他更严重的食物反应，因此仅回避这一种食物的效果并不明显。有时，只有让孩子回避多种可疑食物后才能看到效果。西德尼·贝克博士认为，如果你同时坐在好几根大头针上，只移开一根大头针是不会对你的舒适度产生太大影响的。

第二章 正确的饮食方法及其支持策略

没有适合所有人的饮食方法。

尽管蛋白质、脂肪和碳水化合物始终是人类饮食结构中不可或缺的三大重要组成部分，但在不同的饮食中，三者的占比（即饮食结构）都不相同——从原始饮食（高动物蛋白、高脂肪和低碳水化合物）跨越到素食（无动物蛋白、低脂肪和高碳水化合物的饮食习惯），此外每个人在食物来源、食物选择方面也存在明显差异。

多样化的饮食

这些差异不仅仅是由个人的饮食喜好决定的，还受到每个人所处地域的地理位置的影响，以及当地土地资源、农业发展水平的制约。此外，人们先天的个体差异，包括自身的基因和代谢水平，也在左右着每个人对于食物的选择。

健康饮食是多样的：

- 在不同地区的饮食结构中，不饱和脂肪酸摄入比例差异较大。在一些非洲国家，人们摄入的不饱和脂肪酸仅占饮食总量的 10%，而在乌拉圭、波兰、芬兰等国家则为 50% ~ 75%。相比之下，乌拉圭、波兰、芬兰等国国民的心血管疾病的死亡率较低。
  - 与控制脂肪的摄入量相比，调整脂肪的摄入结构对健康更重要。低脂饮食不一定能降低患心血管疾病的风险，但大量摄入不饱和脂肪酸却可以降低心血管疾病患者的死亡率。法国人和意大利人每天会摄入大量的不饱和脂肪酸和胆固醇，他们的心血管疾病死亡率都很低，预期寿命也相对较长。
  - 摄入的脂肪种类不同，对身体产生的影响也不同。健康的脂肪通常富含对身体有益的不饱和脂肪酸，如富含 ω-9 脂肪酸的橄榄油、牛油果油、椰子油和动物脂肪，以及富含 ω-3 脂肪酸的海鲜、藻类、坚果和种子。相对地，氢化油、油炸食品中的脂肪都是不健康的脂肪，大量食用植物油也不利于身体健康。
- 每个人的碳水化合物摄入量和来源存在显著的差异。对素食者来说，碳水化合物主要来自豆类（豌豆、扁豆等）、坚果、种子、蔬菜、水果和全谷物，而这些食物在原始饮食中所占比例较低。这些食物中的碳水化合物可以保持血糖的稳定，而糖果、果汁、精制加工食品和精制谷物中的碳水化合物则会让血糖快速升高，增加当代人患糖尿病和肥胖症的风险。

- 每个人的膳食纤维摄入量和摄取来源（豆类、坚果、种子、蔬菜、水果和全谷物）也不相同。其中，原始饮食者每日纤维摄入量最低，为 10 克。素食者每日纤维摄入量最多，为 40 克。鉴于人们的饮食结构的差异，无法为所有人设定膳食纤维摄入量的标准。

- 在不同的饮食结构中，蛋白质的来源也不同。素食者以植物蛋白为主，原始饮食者以动物蛋白为主，当然有些非严格意义上的素食者也会摄入包括鸡蛋、奶制品、海鲜等食物含的动物蛋白质。成人每天实际的蛋白质摄入量应为 40 ～ 130 克。

鉴于饮食的多样性，每个人通过饮食摄取的蛋白质、脂肪、碳水化合物和膳食纤维量并不同，我们可以认为，没有一种饮食结构适合所有人。美国农业部（USDA）曾经发布"膳食金字塔"和"我的餐盘"，都强调了谷物和牛奶的重要性，建议人们每天摄入。其实，这种建议并不准确，因为喝牛奶只是获取蛋白质和脂肪的方式之一，食用谷物也只是获取碳水化合物的方式之一，牛奶和谷物并非不可或缺。人们还可以从其他食物，如豆类、坚果和种子中获取优质蛋白质、脂肪、碳水化合物和膳食纤维。

饮食干预：如何为孩子选择合适的食物？

既然每个人的饮食都存在差异，那么我们应如何选择适合孩子的饮食呢？答案是需要根据孩子自身的情况选择合适的食物。孩子对特定食物产生反应的潜在原因与孩子独特的生化水平、新陈代谢能力、营养状况、消化能力、肠道状况、酶活性、遗传变异等息息相关。为孩子选择食物时还需考虑孩子是否挑食。如果孩子挑食，可选择的食物种类会较少。另外，还要考虑食物带给孩子的感官感受，以及药物对食欲的影响等因素。

在对孩子进行饮食干预的时候，要将重点放在那些健康的、有机的、高营养密度的食物上，这将在第三章中详细讨论。同时，要尽量避免选择那些容易引起血糖波动的食物，以及精加工的和含有人工添加剂（如防腐剂、着色剂、调味剂）

和污染物的食物。上述这些食物会对人体造成负面影响，降低孩子的免疫力、扰乱新陈代谢，并影响营养吸收。此外，对于多动症和孤独症孩子的家长来说，你还要充分考虑孩子的独特性，了解孩子会因食物中的何种成分发生食物反应，从而避免这些特定成分。

需要注意的是，即使两个孩子的诊断结果相同，或有相似的食物反应，也并不意味他们应该采用相同的饮食干预方案。例如，两个患有多动症的孩子都表现出多动和马虎的症状，但他们的病因可能完全不同。可能一个孩子的症状是由于摄入的营养素不足、难以清除水果和蔬菜中的一些天然酚类而引起的。而另一个孩子的症状则是因经常耳部感染，而吃了很多抗生素，导致肠道里的细菌和酵母菌过多才引起的。当然，对这两个孩子的治疗方法也会有所不同。

到底实行哪种饮食会使孩子的病情好转，关键是要确定每种饮食能解决什么问题。比如：

- 无麸质无酪蛋白饮食（GFCF）对大部分孩子，尤其对孤独症孩子很有帮助。在孩子实行该饮食期间，我们建议让孩子同时回避大豆；
- 低水杨酸盐饮食（以及低酚饮食）对有行为问题、面部和耳部发红、易怒的孩子很有帮助；
- 特定碳水化合物饮食（SCD）的重点是避免含有双糖的食物；
- 肠胃与心理综合征（GAPS）饮食对食物种类的限制更加严格；
- 抗酵母菌饮食可以限制念珠菌的过度生长，而念珠菌会导致肛门或阴道瘙痒，并引发注意力方面的问题；
- 低草酸盐饮食（LOD）有助于缓解与草酸盐食物相关的疼痛和炎症；
- 抗炎饮食可以单独使用，也可以与其他饮食结合使用；
- 低发漫饮食（FODMAP）的要求很严格，对多种食物敏感的孩子有帮助；
- 当需要在饮食中回避多种食物时，轮换饮食是一个不错的选择。

更加详细的介绍可参考本书后面相应的章节，其中除了列出每一种饮食中应该回避的食物及可以食用的食物外，还描述了该饮食可能给孩子带来哪方面的改善。

大多数饮食干预会限制许多植物性食物的摄入，如坚果、种子、豆类、蔬菜、水果和谷物等，因为植物中通常含有对植物有益却对人体可能有害的成分。这些成分包括凝集素、植酸、生物碱、水杨酸、酚类、草酸、多元醇、谷氨酸、嘌呤和胺类，它们可以帮助植物减少发生病虫害的概率。此外，虽然植物中的膳食纤维通常被认为是有益于人体的，但对那些有消化系统问题的孩子来说，它们很难被消化吸收。使用下面这些方法可以帮助消化：

- 将果蔬去皮，蒸熟或煮熟，打成泥，榨成汁，或做成汤后食用；
- 浸泡坚果、种子、谷物和豆类食物，蒸或煮时最好使用高压锅；
- 浸泡或发酵谷物；
- 食用坚果油和种子油。

这样做可以提高人体对这些食物的耐受性，从而让人更容易消化这些食物。不过，尽管如此，也不能保证摄入的所有植物性食物成分都不引发食物反应。如果身体耐受的话，尽量选择禽类、海鲜、蛋类和奶制品等动物性食物，因为这些食物中一般没有植物所特有的防病虫害的成分。也正由于这个原因，大多数饮食干预方案宜用动物来源的食物代替植物来源的食物。

其他潜在的诱因

并不是所有人都会对下面提到的食物成分产生食物反应。另外，虽然这些食物成分可能会导致人体出现某些相似的反应，但并不是所有人的反应症状都相同。

凝集素是一种天然毒素，在豆类（豌豆、扁豆等）、谷物、花生、玉米、番茄、土豆和富含 A1 蛋白的牛奶等食物中含量很高。部分植物果实中也含有凝集素，如南瓜、茄科植物和一些水果。凝集素虽然是保护植物的天然毒素，但它对人的肠道却并不友好：不仅会破坏肠道内的微生物群，使肠壁细胞之间不再紧密连接，导致肠道渗漏，还会附着在胰岛素受体上，影响受体功能，引发胰岛素抵抗。通过发酵和高压蒸、煮谷物和豆类，以及将果蔬去皮、去籽，可以减轻凝集素对人体的副作用。

植酸是在植物种子、谷物、豆类和坚果中发现的一种天然物质，它是一种抗营养物质，会影响锌、钙和铁的吸收。可以通过食用抗炎食物降低这种影响。

龙葵素、茄碱和尼古丁是茄科食物中的炎性生物碱，存在于各种茄科植物中，如番茄、土豆、辣椒、茄子、烟草、秋葵、枸杞、绿番茄、人参果和青椒等。它们可能是引发炎症和自身免疫性疾病的潜在诱因。

饮食干预概述：它们是什么、为什么需要它们以及使用建议

下面对每一种饮食进行了简要概述，在相应的章节中还有更详细的说明。注意，不管你选择哪一种饮食干预方案，在开始前最好咨询一下饮食干预和营养补充剂方面的专业医生。

> 希波克拉底说过："让你的食物成为你的药，让你的药成为你的食物。"这的确是个好建议，但在公元前 400 年也许更容易做到，他不必在帕特农神庙方圆 5 千米之内的 3 家麦当劳（McDonald's）、2 家星巴克（Starbucks）和 1 家肉桂厨房（Cinnabon）之间选择。饮食干预难以坚持下去有很多原因，其中之一便是食物对人们的诱惑。
> ——凯瑟琳·斯科特
> 引自《与灾难调情》（*Flirting with Disaster*）

	为什么要进行这种饮食干预	可能有助于缓解的症状	建议回避
第三章 健康的环境、生活方式和有机且营养丰富的饮食	· 减少污染物、毒素和人工添加剂的摄入，因为它们会对人体造成负面影响 · 减少污染物、毒素和人工添加剂等的摄入，因为代谢它们会耗尽人体生长和发育所需的营养	· 全身疲劳 · 头痛 · "脑雾" · 情绪问题 · 炎症 · 免疫问题 · 人工添加剂和人工化学品对人体产生的影响	· 人工的和天然的有毒化学品、农药和污染物 · 含人工添加剂和兴奋性毒素（MSG）的加工食品 · 糖和含糖食品、含反式脂肪酸的食品、油炸食品、菜籽油和玉米油 · 任何可能引起反应的可疑食物
第四章 无麸质无酪蛋白饮食（GFCF）	· 蛋白质未完全消化时会产生食物肽，食物肽具有类阿片肽，如果它从肠道黏膜渗出，进入血液，会作用于大脑，引起人体行为症状和对食物的强烈渴望	· 对含有麸质或酪蛋白食物的强烈渴望 · 马虎、迟钝的行为 · 刻板动作 · 强迫症 · 自残行为 · 对疼痛高度耐受 · 回避眼神接触 · 消化道症状	· 麸质：小麦、大麦、黑麦和燕麦等 · 牛奶：含酪蛋白的动物奶制品 · 豆类和豆制品：青豆、纳豆、豆芽、豆豉、豆腐、腐竹等 · 其他：含味精的食品
第五章 法因戈尔德饮食/低水杨酸盐饮食	· 当体内硫酸盐化作用和解毒功能不足 · 当存在肠道菌群不足的情况时，需减少水杨酸盐的摄入	· 多动 · 易怒 · 对立或挑衅行为 · 焦虑和学习问题	· 环境毒素和人工化学品 · 人工添加剂 · 特定的水果和蔬菜（尤其是色彩鲜艳的） · 大多数香料
第五章 不含添加剂，水杨酸盐、胺和增味剂含量低的饮食（FAILSAFE）	· 存在硫酸盐化作用、解毒作用不充分，肠道菌群不足，对化学成分较敏感等问题的话，应减少化学成分的摄入	· 脸部或耳朵发红 · 多动 · 糊涂 · 攻击行为 · 行为退化 · 睡眠不好 · 盗汗 · 头痛 · 黑眼圈 · 对立或挑衅行为 · 情绪波动	· 环境毒素、工业化学剂、人工添加剂（亚硫酸盐、硝酸盐、苯甲酸盐和苯甲酸酯） · 阿司匹林、非甾体抗炎药、环氧化酶抑制剂、水杨酸酯类药物 · 含味精或谷氨酸的食品 · 存在老化蛋白质的发酵食品 · 所有加工食品 · 大部分水果和蔬菜
第五章 低酚饮食	· 孤独症孩子的体内存在硫酸盐含量不足的问题，会导致负责清除体内酚内物质的酶无法有效地工作，酚类物质就会在体内堆积	· 脸部或耳朵发红 · 多动 · 马虎	· 环境毒素、工业化学剂、人工添加剂 · 阿司匹林和水杨酸盐类药物 · 苹果、香蕉、巧克力、奶制品、橙子或橙汁、葡萄干、红葡萄、大豆、番茄、香草（以上应主要回避） · 樱桃、丁香、蜂蜜、橄榄、李子、菠

	为什么要进行这种饮食干预	可能有助于缓解的症状	建议回避
第五章 低酚饮食	• 肠道菌群失衡以及食用较多含硫食物的人容易缺乏清除体内酚类物质的酚硫转移酶，所以要减少酚类物质的摄入	• 攻击行为 • 行为退化 • 睡眠不好 • 盗汗 • 头痛 • 黑眼圈 • 行为和学习问题 • 情绪波动	菜以及坚果（杏仁、榛子、核桃）等 • 如果改善不明显，还需尽量避免摄入更多含水杨酸、胺类和谷氨酸盐的食物
第六章 特定碳水化合物饮食（SCD）	• 有些人存在缺乏消化双糖（乳糖酶、蔗糖酶、麦芽糖酶）的双糖酶，或存在肠道渗漏和小肠细菌过度生长所导致的消化问题	• 持续打嗝 • 放屁 • 抽筋 • 便秘 • 腹泻 • 酵母菌引起的问题 • 乳糜泻 • 憩室炎 • 炎性肠病 • 小肠细菌过度生长 • 其他消化问题	• 所有双糖（乳糖、蔗糖、麦芽糖和异麦芽糖） • 谷物 • 准谷物（苋属植物、荞麦和藜麦） • 部分豆类 • 水果干 • 淀粉类蔬菜 • 部分奶制品
第六章 肠道与心理综合征饮食（GAPS）	• 有些人存在炎性肠病、肠易激综合征和消化问题	当特定碳水化合物饮食效果不明显时，可以选择更严格的GAPS饮食	• 回避特定碳水化合物饮食涉及的所有食物以及奶制品和酪蛋白
第七章 抗酵母菌（抗念珠菌）饮食	• 肠道菌群失调而导致酵母菌过度生长 • 抗生素或纤维素摄入不足导致酵母菌过度生长，从而损害肠道内壁	• 腹胀 • 大便不成形或有恶臭味 • 嗜糖 • 皮疹 • 鹅口疮 • 阴道发痒 • 傻笑或不明原因地大笑 • 注意力不集中 • "脑雾" • 情绪和行为变化	• 所有甜味剂 • 高糖水果（香蕉、红枣、葡萄、芒果）和甜果汁 • 淀粉类蔬菜（玉米、豌豆、土豆、山药等） • 加工食品 • 谷物 • 大多数奶制品
第八章 低草酸盐饮食（LOD）	• 有些孩子体内没有足够的益生菌来代谢草酸，并防止酵母菌过度生长，会影响体内草酸盐的排出	• 包括泌尿系统、生殖系统、关节、肌肉和眼部的炎症和疼痛	• 坚果 • 谷物 • 豆类（黑豆、花豆、大豆）

	为什么要进行这种饮食干预	可能有助于缓解的症状	建议回避
第八章 低草酸盐饮食（LOD）	• 孩子存在粪钙不足的问题影响草酸盐的排出，而草酸盐结晶会损伤胃肠道，进入血液，引起炎症和疼痛，因此需要减少孩子草酸盐的摄入量	• 头痛 • 消化道炎症 • 自残行为 • 氧化应激 • 谷胱甘肽耗竭 • 能量代谢差 • 排毒功能差	• 水果（草莓、柑橘、枣、猕猴桃） • 蔬菜（抱子甘蓝、胡萝卜、芹菜、土豆、番茄、西葫芦） • 香料或香草（黑胡椒、肉桂、牛至、姜黄） • 其他（巧克力、甜菊糖、茶）
第九章 抗炎饮食	• 孤独症和多动症孩子的一个共同点就是肠道和大脑存在慢性炎症。母亲体内的IgG抗体可能导致孩子出现孤独症。抗炎饮食有助于孤独症和多动症孩子的康复	• 消化问题，包括肠漏症 • 大脑炎症 • 行为变化 • 易怒 • 自残 • 情绪障碍 • 关节、肌肉酸痛 • 认知水平和脑功能较差	• 含茄碱、番茄碱和生物碱的食物（土豆、番茄、茄子、秋葵、辣椒、人参果等） • 含凝集素的食物（豆类、玉米、坚果、南瓜、谷物、香菜、薄荷） • 含植酸和生物碱的食物（蓝莓、枸杞和越橘） • 加工食品、含人工添加剂和反式脂肪酸的食物、糖、奶制品、玉米、坚果、豆类、含麸质的食品
第九章 低发漫饮食（FODMAP）	• 对那些对多种食物敏感的人来说，人体表现出的食物反应越多，低发漫饮食就越有帮助	• 肠易激综合征 • 炎性肠病 • 小肠细菌过度生长	• 加工肉 • 含低聚糖的食物（菊粉、谷物、洋葱、韭菜、大蒜、豆类、坚果） • 含双糖的食物（奶制品） • 含单糖的食物（西瓜、梨、芒果、苹果和蜂蜜） • 含多元醇的食物（蘑菇、苹果、杏子、桃子、梨、西梅、李子） • 其他加工食品、含人工添加剂和反式脂肪酸的食物、含麸质的食物、玉米
第九章 轮换饮食	• 当多种食物都能引起人体的食物反应，使得可摄入的食物非常有限时，轮换饮食能使人体获得更丰富的营养	• 持续的消化问题 • 自身免疫问题 • 炎症 • 皮肤问题 • 抑郁 • 焦虑 • 行为问题 • 注意力不集中	• 含人工添加剂的食物 • 加工食品 • 含反式脂肪酸的食物 • 糖类 • 被污染的食物 • 通过血液化验、观察或排除饮食法而被确定为容易引发食物反应的食物 • 容易引发食物反应的食物家族中的所有食物

[第三章] 旅程开启：留下什么和带走什么

未来的医生将不再对患者进行药物治疗，而会更注重患者的体质、饮食等方面，从根本上预防疾病的出现。

——托马斯·爱迪生

本章提供的健康指南适用于所有人，对多动症和孤独症孩子的治疗尤其有参考价值。

许多多动症和孤独症孩子，特别是孤独症孩子，除了要面对发育迟缓（感统失调、语言障碍、信息处理能力和运动功能障碍）带来的挑战外，还要面临额外的危险：环境恶化使他们频繁接触室内外的有害物质，如农药、有毒金属、吸入性过敏原和电磁辐射，通过饮食摄入的人工添加剂也可能导致诸多食物反应和频繁的感染，同时还会引发食欲不佳和营养不良。孩子的身体也许可以应对以上提到的任何一种情况，但多种问题叠加后产生的影响已经超出了孩子的身体可以承受的极限。

因此，我们可以做的是帮助孩子减轻体内各系统的负担。任何积极的改变都是对孩子有益的，其中相对健康的环境和饮食，以及最优化的营养状况则是健康的基础。

环境方面的考虑：户外和室内

在过去的 200 年间，大量的化学品进入了我们的生活。美国政府在 1976 年颁布的《有毒物质控制法》（TSCA）对环境造成了灾难性的影响。目前，世界上有 90 000 多种化学品，其中有 62 000 种未经检测就被使用了。其中，我们生活中使用的化学物质中的 90% 以上因为缺乏相关的科学研究而无法进行有效的安全性检测。另外，每年新增的化学品多达 700 种，只有部分企业会主动进行安全性检测。按理说，一旦进行检测，其结果就要向大众公布，然而却有多达 16 000 多种化学品的检测结果未公开。美国国家环境保护局（EPA）曾承认，这些化学品中只有 200 种通过了安全性检测。

目前，基层工作者正在推动美国政府努力完善《有毒物质控制法》，要求美国国家环境保护局对现有化学品进行评估，并向大众公布化学品安全性检测结果，提高化学品使用的透明度。不过，即便我们真的可以禁止部分化学品的使用，或者公开《有毒物质控制法》中允许使用的化学品的安全性检测结果，我们依然无法消除那些已经长期存在于人们体内和我们赖以生存的环境中的各种有害化学物质。而且，我们还可能把这些有害的化学物质传递给下一代。

当这些有害的化学物质——既包括人造化学品，也包括自然中天然存在的毒素（如铅、砷、镉、汞和铝）——进入我们的身体时，我们的身体就会受到严重损害。这种损害的表现之一是它会耗尽身体内健康的营养物质，这些营养物质本来是会被用来清除体内的问题诱因的。而多动症和孤独症孩子自身本就存在代谢

美国儿科学会发表的一篇关于杀虫剂的论文中提到："流行病学证据表明，母亲在怀孕早期接触杀虫剂与儿童患癌症、发生认知功能下降和产生行为问题之间存在关联。相关的动物毒理学研究为这些发现提供了生物学证据。要意识并避免我们对有害物质的接触，需充分关注目前医疗培训、公共卫生溯源和农药监管等方面的不足。"

问题，其维持免疫系统功能的谷胱甘肽严重不足，以及其他解毒系统也存在诸多缺陷，这导致毒素代谢更加困难，容易在体内积聚。所以应尽量让孩子避免接触这些毒素，因为它们对身体的损害不是通过饮食就能弥补的。

环境中的有毒物质如何对身体造成损害？

我们除了会接触到自然界中的天然毒素外，还会接触到塑料、农药、阻燃剂、不粘锅涂层、除草剂、人造草坪、建筑物、化妆品、个人护理产品、家庭清洁剂、消毒剂、空气清新剂、衣物柔顺剂、牙齿修复材料等含有的毒素。

毒素不仅会导致人类出现行为、认知和学习方面的问题以及患有呼吸系统疾病，还会增加患癌症的风险，造成免疫功能障碍等。此外，毒素会干扰内分泌，对激素代谢、人类生殖功能和胎儿发育产生负面影响。有些新生儿的脐带血中含有 200 多种工业污染物，其中一些是已知的致癌物和内分泌激素干扰物，这些污染物被称为"产前污染物"。

除了化学品以外，我们也越来越多地暴露在电磁辐射中。这些辐射来自我们生活中无处不在的电子设备、电器和仪表。众所周知，它们会对人体的神经系统造成负面影响。

我们要采取正确行动来预防毒素对人体产生危害。

最容易被污染的农产品（建议购买有机的）：

·苹果	·香蕉	·芹菜	·樱桃
·葡萄	·生菜	·油桃	·桃子
·梨	·辣椒（青椒和尖椒）		·土豆
·树莓	·菠菜	·草莓	·番茄

最不容易被污染的农产品（买回家后请仔细清洗，最好选择有机的）：

·芦笋	·牛油果	·西蓝花	·卷心菜
·香瓜	·胡萝卜（去皮）	·花菜	·柑橘类水果
·甜玉米	·茄子	·甜瓜	·猕猴桃
·芒果	·洋葱	·木瓜	·豌豆（冷冻）
·菠萝	·红薯		

草甘膦是一种除草剂，加利福尼亚的科学家们和世界健康组织联盟（WHA）认为它与癌症的发生有关。在美国，草甘膦是农药中的主要有效成分。它也经常被用于粮食作物，特别是大豆、玉米、小麦和燕麦。目前发现美国超过 95% 的燕麦中都含有草甘膦。

好营养不是可选项而是必选项

20 世纪 60 年代，营养学家阿黛尔·戴维斯曾说过"人如其食"（you are what you eat）。现在，我们可以将这句话理解为：你的健康，基于你独特的基因和生化表达，受你所处的健康或不健康的环境影响，同时取决于你吃什么、消化什么、吸收什么、输送什么和利用什么。

要想获得好营养，了解营养是什么很重要。营养不等于你吃的东西，它是你身体的细胞从你吃的东西中所获得的物质。如果你经常吃劣质食物，细胞当然获得不了多少营养。然而，就算你吃的是优质食物，如果你在食物消化以及营养物质的吸收、输送和利用上存在问题，也仍可能出现营养不良的情况。此外，有些物质会影响身体对营养素的摄取和利用，这些干扰物质包括环境和饮食中的毒素、药物，如抗酸药、利尿剂等。

在过去的 100 ~ 150 年，随着人类饮食的发展，健康的天然脂肪逐渐被有害的氢化脂肪（反式脂肪酸）和人造脂肪（蔗糖聚酯）取代。与此同时，仿制食品、精制食品以及大量的人工添加剂已经成为现代人饮食的一部分。对此，我们的建议是选择有机食品。同时，注意以下问题。

健康的敌人：抛弃它们

1. 拒绝含有天然毒素、人工添加剂、反式脂肪酸的食品，以及加工食品

尽管美国食品药品监督管理局（FDA）会对非有机食品和加工食品中的人工添加剂使用情况进行监管，但其监管力度仍有不足。随着科学的不断发展，我们已经搜集了越来越多关于人工添加剂对人体免疫功能、大脑、神经系统、内分泌功能和其他方面有害影响的证据。虽然某一种添加剂对人体只会产生轻微的不良影响，但是当它与多种添加剂一起发生作用时就会对人体产生极大的负面影响。

在美国，有大约 3 000 种添加剂通过了美国食品药品监督管理局的食品添加剂安全性指标（GRAS）认证，但也并不能认为它们就是 100% 安全的。而对于新的添加剂，美国法律只是建议使用美国食品药品监督管理局批准程序进行安全评估，这个程序是美国食品药品监督管理局为制造商建立的一个系统，它允许制造商们建立自己的安全性检测，并与美国食品药品监督管理局共享信息。由于检测是自愿的，所以许多添加剂并未经过检测就用在了食品中。

以下是通过了食品添加剂安全性指标认证的物质中，经当前科学数据证明其实是会对人体健康产生危害的物质：

- 铝：已知的神经毒素
- 人工色素：会导致行为问题和注意力问题
- 人工甜味剂：有超重和患糖尿病风险
- 双酚 A（BPA）：会影响激素水平
- 丁基羟基茴香醚（BHA）和二叔丁基对甲酚（BHT）：潜在的致癌物质
- 硝酸盐和亚硝酸盐：潜在的致癌物质
- 亚硫酸盐：可引发过敏反应

- 天然香料：允许含有多种人造化学物质

- 抗生素、类固醇和用于刺激动物生长的激素

- 谷氨酸盐：会导致发育迟缓、行为问题和神经功能方面的问题

　　兴奋性毒素在加工食品中很常见，其来源包括防腐剂、人工调味剂和着色剂等，共计70多种。谷氨酸盐是兴奋性毒素中的一类，其中谷氨酸钠（即味精）对大脑的影响最显著。它能够穿过血脑屏障，刺激体内产生一种神经递质——谷氨酸。谷氨酸的浓度与体内另一种起镇静作用的神经递质——γ-氨基丁酸保持动态平衡，两者就像处在跷跷板的两端，当谷氨酸过多时，γ-氨基丁酸就会减少，这会导致镇静作用减弱，神经元过度兴奋。

　　以下成分中均含有味精：

- 水解蛋白

- 自溶酵母

- 酵母提取物

- 谷氨酸

　　那些对谷氨酸和味精高度敏感的人需要进一步避开以下食物：

- 土豆

- 豌豆

- 蘑菇

- 番茄及番茄汁

- 葡萄及葡萄汁

- 帕尔马奶酪

- 羊奶酪

谷氨酸钠（味精）

　　味精是很受人欢迎的调味品，它在加工食品中很常见，尤其是罐头食品中。味精被错误地认为是单纯的"风味增强剂"，但其实味精会改变大脑对味道的感知、增加饥饿感，并导致兴奋性神经递质的过度释放。过度摄入味精可能会导致人体出现头痛、面色潮红、出汗、心律失常、胸痛、恶心和虚弱等症状，并可能引发行为问题。

　　在美国，如果将味精直接用于食品中，生产商必须要在食品标签上进行说明。但是，如果只是食物中的某种成分含有味精，则只需列出该成分即可。

2. 对饮用水污染物说不

　　饮用水污染是大家都很关心的问题。美国国家环境保护局的报告称，美国已经有1 000多个社区的水被铅污染了，饮用这些被污染的水会损害儿童的认知能力，

增加成年人患心血管疾病及癌症的风险。饮用水中的污染物大部分来自农药、工业化学品和有毒金属，具体包括：

- 有机溶剂、砷、除草剂、六价铬（不是营养素铬）、硝酸盐（肥料）、亚硝胺消毒剂、高氯酸盐生成的亚硝胺、硫酰氟化物（农药）；
- 在采矿过程中，从矿物中渗入水中的放射性污染物；
- 来自铜管道的过量铜、铅、锰。

为了预防龋齿，美国政府在公共供水系统中加入了氟化物，但其实这里存在一个健康隐患，即92%的公共供水系统使用的氟化硅没有经过安全性检测。氟化硅等氟化物已被确定为一种与健康问题有关的重要化学物质，最新的研究证实，较高的氟化物水平与较低的智商相关，这种相关性在男孩中尤为显著。鉴于此，美国卫生与公众服务部（DHHS）已经提议降低公共供水中的氟化物含量。目前，这一倡议已经在许多社区得到落实。

3. 对糖和升糖食物说不

了解血糖对多动症和孤独症孩子的影响至关重要。

衡量食物引起血糖升高程度的指标叫血糖指数（又称为升糖指数，GI），范围为 0 ~ 100。葡萄糖的升糖指数为100，不同的食物通过与葡萄糖的升糖指数进行对比而得到各自的升糖指数。其中，脂肪、油、奶酪和海鲜的升糖指数相对较低，为低升糖食物；高升糖食物则包括所有的糖、含咖啡因的食品、精制碳水化合物类食物（面包、意人利面、饼干、椒盐卷饼、百吉饼和米饭）、汽水（无糖和含糖）、果汁、果干、土豆和玉米等。

吃较多的高升糖食物时，糖会迅速进入血液，使血糖升高，刺激胰岛素的分泌。胰岛素可以起到降低血糖水平的作用。如果胰岛素释放过量，当血糖下降时人会感受到"脑雾"，即易怒、饥饿、头痛、视觉障碍、疲劳、肌肉无力，以及渴望摄入更多的糖分。许多家长反映，他们的孩子在吃了一顿高升糖餐或零食后会出现"饥饿成怒"的行为，这正是血糖迅速下降时造成的"脑雾"。还有一些家长反映，如果孩子在两餐之间没有摄入足够的蛋白质、优质脂肪和纤维来保持血糖稳定，就会出现情绪波动，其原因也正是如此。

大多数多动症和孤独症孩子都喜欢食用高升糖食物，尤其是精制谷物食品，以及甜食、汽水和果汁。高升糖食物不仅会降低孩子身体对糖的代谢能力，增加患糖尿病的风险，还会对孩子的情绪和专注力产生严重的负面影响。多动症和孤独症孩子本身便存在这方面的问题，所以即使其行为表现良好、注意力集中，也一定不要用糖果作为奖励。

预防血糖飙升的关键是多摄入健康的脂肪、蛋白质（坚果、种子、豆类、肉类、家禽、海鲜、可耐受的奶制品）和膳食纤维（蔬菜、豆类、坚果、种子、部分谷物和水果），这些食物可以减缓人体对葡萄糖的吸收，也就是说会减弱高升糖食物的升糖效果。饥饿的时候，人体会从最先吃到的食物中吸收尽可能多的物质。因此，应当避免进餐开始时就食用面包等高升糖食物，应先从低升糖食物吃起。

- **糖**：白砂糖（蔗糖）、原糖、红糖、玉米糖浆。

- **高果糖玉米糖浆**为第 3 代果葡糖浆，又被称为高果糖浆。目前它已经取代了大多数加工食品和饮料中的糖。它的果糖含量很高（42% ～ 50%），会导致人体的血糖水平迅速升高，不仅可能造成体重增加，还可能导致甘油三酯水平、低密度脂蛋白水平以及血压的上升，增加患糖尿病、肾损伤和胰腺癌的风险。另有研究表明，50% 的高果糖玉米糖浆中含有汞。

- **龙舌兰糖浆**的果糖含量很高，与葡萄糖相比，它会增加患糖尿病的风险，还会增加患非酒精性脂肪肝的风险。

- **含糖饮料和不健康的电解质饮料**：果汁饮料是指果汁中添加糖或高果糖玉米糖浆的饮料，它会很容易使人的血糖升高，应尽量避免饮用。一些受欢迎的电解质饮料往往是由各种形式的糖和人工色素混合而成的。如果你想要喝到更健康的电解质饮料，可以考虑有机椰子水或添加有机果汁的

> 1820 年，美国人均糖消费量每年不到 4.5 千克。到 1900 年，这个数字是 23 千克。而到了 2000 年，这个数字达到 45.5 千克。目前，美国人均糖消耗量为每年 59~77 千克。摄入各类糖都会导致血糖迅速升高，从而增加人们患糖尿病的风险。在过去 10 年中，美国人患糖尿病的风险增加了 90%。

电解质饮料。另外，有机蔬菜汁的营养很丰富，推荐多喝。

- **汽水（无糖和含糖）**：汽水不论是否含糖，都属于不健康的饮品，它会显著增加肥胖、患糖尿病和代谢综合征的风险，还会使患心血管疾病（包括脑卒中）的风险增加48%。无糖汽水因为含有人工甜味剂而更糟糕。相关研究表明，人工甜味剂会减缓新陈代谢，损害热量摄入的调节机制，导致暴饮暴食，并对健康造成长期不利影响。

  饮用汽水还会减少人体摄入更多水分，并且消耗人体内的营养物质。这是因为汽水中往往含有过量的磷，它不但会与矿物质结合，阻碍人体吸收汽水中的矿物质，还会消耗人体中的钙、镁、锌、维生素C和B族维生素等。此外，与电解质饮料能提供电解质恰恰相反，汽水还"窃取"电解质。总之，考虑到磷这种营养素在很多食物中都能摄取，而通过汽水补充的话则会有损失多种营养素的风险（而弥补这些损失并不容易），所以不建议饮用汽水。

  多动症和孤独症孩子，尤其是孤独症孩子，一定不要再喝那些不健康的饮料。这些孩子的体内普遍缺乏矿物质和维生素，这些饮料会进一步增加人体的代谢负担，加剧情绪波动，增加肥胖，患糖尿病和出现行为问题的风险。

- **精制谷物**：谷物制品并不等于它富含营养和纤维。精制白面包也是谷物制品，所以谷物制品并不一定代表升糖指数低。升糖指数较低的谷物包括大麦、干小麦和黑麦（如果可以接受麸质）、无麸质燕麦、燕麦麸皮、糙米，以及准谷物（如藜麦、荞麦和苋属植物）。精制谷物食品的升糖效果很强，如百吉饼、白面包、椒盐卷饼和披萨面团等。

  注意：面包的升糖效果通常和糖差不多，除非面包中的纤维含量高，或者含有坚果和蔬菜。此外，几乎所有的调味麦片都有升糖效果。因此，它们不应被当作健康食品，而是应被当作甜点。我们建议以含有优质的蛋白质、健康的脂肪和膳食纤维的食物来充当早餐，而不是早上一醒来就吃"甜点"（免煮麦片和白面包）。如何将调味麦片升级为一顿健康早餐呢？可以选择有机、低糖的品种，并将其放在一顿健康早餐后再吃，这样就可以避免血糖升高过快。

- **咖啡因**：咖啡因可以让人迅速清醒，同时会使你血糖升高。它能刺激肾上腺分泌肾上腺素，这种激素负责在压力和危险下让你产生"战斗或逃跑"的反应。肾上腺素还会引导肝脏分解糖原，并将葡萄糖释放到血液中，从而引发升糖反应。多动症和孤独症孩子对咖啡因反应很敏感，更容易有兴奋和焦虑的表现。

4. 拒绝反式脂肪酸

就好比《化身博士》小说中正义的杰基尔博士变成了邪恶的海德先生一样，健康的油脂被氢化后会发生结构改变，变成不健康的反式脂肪酸。油脂氢化是对植物油的一种工业加工工艺，玉米油、葵花籽油、红花籽油、油菜籽油、花生油、大豆油等都能被氢化。这一工艺是在油脂被加热到高温时加入有毒的金属催化剂（镍和镉），并通入氢气加以氢化。部分氢化油（PHOs）含有反式脂肪酸，许多加工食品中也有。

反式脂肪酸在自然界中根本不存在，也不属于人体的组成部分，它非但没有营养，而且对健康的危害比任何天然的饱和脂肪酸都大得多。为什么反式脂肪酸如此糟糕？原因之一是它是 $\omega-3$ 脂肪酸的拮抗剂，也就是说它会阻碍天然脂肪酸的吸收。天然脂肪酸是构建细胞膜所必需的物质，反式脂肪酸看起来和它们很像，并可以替代它们。打个比方，反式脂肪酸类似于一把钥匙，跟你家的房门钥匙很像，能插进锁里，只是它会卡住锁，导致正确的钥匙无法插进锁孔。当反式脂肪酸成为细胞膜的一部分后，它会使细胞膜变硬，而这会干扰营养物质输送到细胞中，还会阻碍细胞中代谢废物的清除。

由于多动症和孤独症孩子体内本身就存在细胞代谢障碍和有害物质积聚的问题，摄入反式脂肪酸，只会让孩子的身体雪上加霜。

反式脂肪酸给人体带来的危害不仅仅是增加了一些不好的脂肪，它还会干扰细胞功能、生殖功能（男性和女性）、胎儿发育、大脑发育、母乳质量、免疫和代谢酶功能，增加了人患糖尿病、肥胖、癌症和孤独症的风险。

此外，对孕妇的研究表明，胎儿脐带血中的反式脂肪酸水平与母亲的反式脂肪酸水平是高度相关的，这也就意味着如果孕妇食用部分氢化油，宝宝患孤独症的风险更高。孩子出生后，如果选择母乳喂养，母亲饮食中摄入的反式脂肪酸也会通过母乳影响到婴儿。基于 $\omega-3$ 脂肪酸在神经发育中的重要性，可以认为反式脂肪酸的摄入会造成包括孤独症在内的发育问题。

要想摄入优质脂肪的话，黄油是一个不错的选择。如果你的孩子对酪蛋白敏感或不耐受，那么清牛油——酥油可以作为备选项。

- **高脂肪油炸食品**：这些食品热量高、营养密度低，而且经过高温油炸后还可能含有致癌物质丙烯酰胺（它是油炸的副产品）。相比油炸，烤和炒是更健康的烹调方式。

- **菜籽油**：菜籽油是从油菜中分离出来的。油菜中含有大量芥酸，已经有研究结果显示，芥酸会导致包括心血管疾病在内的一系列健康问题。此外，菜籽油也是一种部分氢化的食品。

- **大豆油和玉米油**：和菜籽油一样，它们并不是最好的选择。最好选择通过国家有机认证的 100% 有机大豆油。

- **棕榈仁油**：源自棕榈果的种子，与未经提炼的棕榈果油（红棕榈油）相比，这种油的营养价值更低。

5. 拒绝非有机熟食、加工食品和被污染的水产品

- **非有机熟食**一般使用了亚硝酸盐，而亚硝酸盐会使血红蛋白失去活性，阻碍血红细胞运输氧气，还可能转化为致癌物亚硝胺。

- **加工食品**属于高热量、低营养、低纤维的食物，而且它们通常含有大量的人工成分、防腐剂、谷氨酸盐和兴奋性毒素，容易导致血糖升高，增加肥胖、糖尿病、免疫紊乱和发育迟缓的风险。

- **被污染的水产品**：水产品含有丰富的营养，尤其是蛋白质、锌、ω-3 脂肪酸和碘，而

且来自海鲜的蛋白质通常比来自畜肉、禽肉的蛋白质更容易被人体消化。但考虑到一些环境问题，如工业污染日益严重，并不是所有的水产品都是安全的。对胎儿、幼儿和有免疫问题的人来说，食用被污染的水产品会增加患癌症的风险，也会加大神经系统障碍、学习障碍、认知能力下降和发育迟缓等问题出现的概率。

　　水产品中的毒素包括各种化学品和污染物，如汞、多氯联苯（PCBs）、氯丹、二噁英、双对氯苯基三氯乙烷（DDT）、镉等，鱼不同部位的毒素种类和含量会有所不同。鱼中毒素的含量会因其在食物链中所处的位置而变化，以小鱼和海底鱼类为食的大型食肉鱼处于海洋食物链的顶端，所以其体内的毒素最高。而那些人工养殖的鱼类，养殖场的技术决定了鱼体内的毒素含量。毒素在水产品的器官和脂肪组织中含量较多。目前在美国还没有经过美国农业部有机认证的海鲜或水产养殖产品。

应回避水产品

汞（存在于体型大、年龄大的鱼类中）含量高的水产品	多氯联苯含量高的水产品
青鱼	鲶鱼
比目鱼	鲤鱼
无鳔石首鱼	鳟鱼
龙虾	大梭鱼
马鲛鱼	白斑狗鱼
鱚鳅鱼	鲨鱼
枪鱼	条纹鲈鱼
海鲈鱼	大眼蓝鲈
鲨鱼	
剑鱼	
马头鱼	
金枪鱼（大眼鲷）	
金枪鱼（淡色和长鳍金枪鱼罐头）	

应回避的水产品

其他污染物含量较高的水产品等

鲤鱼

鲶鱼

比目鱼

石斑鱼

红罗非鱼

贝壳类

6. 拒绝任何导致不良反应的食物

如果一种食物引起了人体的某种反应（如亢奋、攻击行为或易怒），那么在决定回避该食物之前，请先确保该食物是有机食品，并且不含人工添加剂。例如，如果你的孩子对一种含有红色色素的果汁过敏，那就换一种不含添加剂的有机果汁，再观察是否仍然会出现食物反应。如果仍然会出现食物反应，那么这种水果和果汁可能就是导致孩子产生食物反应的原因。

在上述内容中，我们已经介绍了各种导致人体产生食物反应的危险因素。随着这些危险因素叠加，其影响程度并不是线性增长，而是呈指数级增加，会严重影响一个人从受精卵到死亡整个生命过程中的每个阶段的健康，那些免疫系统、新陈代谢或发育出现障碍的人会更容易受影响。

许多家庭通过调整饮食（包括食用有机食品）、改善家庭环境和减少与有毒的户外环境接触，能够使孩子在行为和学习方面都有显著的改善。如果食物和环境中仍然存在大量的危险因素，那么回避某种或多种食物的效果可能会被削弱。尽管如此，我们相信你所做的任何努力对孩子都是有帮助的。

为你的人生旅程推荐健康的食物

健康的饮食取决于遗传、家族史、种族、文化、年龄、性别、所处的人生阶段、健康状况、生活方式、心理压力、食物反应和对食物的喜好。健康饮食不仅应是营养丰富的饮食，还要适合个人的消化能力、生化水平和营养需求。

1. 请选择纯天然有机食品

有机食品并不是一个华而不实的概念。

美国农业部的有机认证是美国最权威的有机认证。所有生产有机食品的农民和加工商都必须符合美国农业部和国家有机食品标准委员会制订的标准，包括：不得使用化学农药；种植技术不能污染空气、土壤和水；食物供应不能受到潜在的有毒化学物质和其他污染物的污染等。有机农业也是对自然资源的一种保护，因为它要求循环利用天然材料、保护生态系统，以及防止动植物病原微生物、重金属或有毒残留物对农作物、土壤和水造成污染。

与有机相关的定义必须严谨并且让人容易理解：

- 100% 有机食品。这意味该食品所有的成分都是有机的，有机肉类的标准是要求动物应当在天然（如放牧）的条件下被饲养，喂养 100% 的有机饲料和草料，不使用抗生素或激素。100% 有机食品的标签上需包括"USDA 有机认证"或"100% 有机声明"标志，并标明有机成分是哪些。

- 有机食品。它表明该食品中的有机成分需占 95%（不含农药、化肥、染料等合成添加剂，不使用工业溶剂、辐照进行加工的成分）。剩下的 5% 也只允许添加美国农业部所批准的添加剂名单上的成分。有机食品的标签上需包括"USDA 有机认证"或"有机声明"标志，并标明有机成分是哪些。

- 含有机成分的食品。它表明该食品含有至少 70% 的有机成分。剩余 30% 的成分要求不是使用美国明令禁止的技术生产的，但可能会包括 100% 有机食品禁止使用的成分。

如何阅读食品标签：
- 以下是美国农业部认证合格的有机标志：
  - USDA 有机
  - 100% 有机
  - 有机（其中 95% 为有机成分）
- "使用有机成分生产"是指该食品不符合美国农业部的有机认证。
- "放养"指的是在草地上饲养的动物（包括鸡、猪、山羊、奶牛、肉用牛和绵羊）。

- "草饲"适用于牛肉。这个标志表明草是牛在断奶后的生长期间唯一的食物。
- "纯天然"是一个没有意义、不规范的术语，而且纯天然并不意味着"无毒"（有毒的砷就是天然的）。
- "新鲜"的意思是未经冷冻处理。无论新鲜或冷冻食品，应首选经过有机认证的食品。
- "无笼饲养"只适用于为食用蛋类而饲养的禽类，不适用于为食肉而饲养的禽类。
- "自由放养"意味着这些动物可以到户外活动，但并没有针对喂养时间和喂养食物做规定。
- "不含激素"只适用于家禽及猪肉。在美国其他动物，如肉用牛、绵羊等是被允许使用激素的。
- "不含抗生素"是指家禽没有通过服用任何不必要的抗生素来增肥，但对它们的生活条件或食物没有做出限制。
- "不含砷"。砷可以用于帮助动物增肥。不含砷非常重要，但此标准并未对饲料质量和动物的生活条件进行限制。

我们建议尽可能选择经国家认证的有机食品，因为它避免了人工添加剂对身体的负面影响。一些多动症和孤独症孩子本来就在代谢自身毒素方面存在问题，摄入有害的杀虫剂、添加剂、污染物和毒素，则会进一步加重其身体的负担。如果无法买到有机食品，可以选择污染较少的食品，并在食用前把它们彻底清洗干净。

2. 控制血糖水平

维持血糖稳定需要注意以下几方面：

- 不要空腹吃高升糖食物，包括糖、苏打水、咖啡因、果汁和精制谷物类食物（白米饭、面包、意大利面、饼干、椒盐卷饼、百吉饼、大多数速溶麦片等）。
- 多摄入优质蛋白质、脂肪和膳食纤维。它们有助于维持血糖稳定，还能防止高升糖食物造成的血糖骤升。
- 每天的第一餐将影响当天的血糖水平，所以应少摄入糖分和精制碳水化合物。这有助于在一天中保持健康的血糖水平。
- 请选择更健康的营养来源。
  - 蛋白质：海鲜，放养禽类和畜类，豆类、坚果和种子，有机奶酪、希腊酸奶和白干酪（如果对酪蛋白耐受的话）。

- 脂肪和油类：椰子油、黄油、猪油、鱼油、橄榄油、杏仁油、牛油果油、南瓜子油、核桃油、夏威夷果油、亚麻籽油、紫苏籽油、花生油。

- 膳食纤维：豆类、坚果、种子、谷物、不含淀粉的蔬菜和低升糖的水果（樱桃、柚子、李子、苹果、梨、草莓和桃子）。

- 天然甜味剂（偶尔使用）：有机甜菊糖、椰糖、蜂蜜、枫糖浆（B级）、黑糖蜜、香蕉泥、真正的果酱和黑糖。

3. 优质脂肪有助于健康

脂肪不是"坏东西"，它除了是人体重要的能量来源，还提供了组成细胞膜的原料，此外还是脂溶性维生素 A、D、E、K 的运输载体和必需脂肪酸 ω−6 脂肪酸（亚油酸）和 ω−3 脂肪酸（亚麻酸）的来源。

人们常以为动物脂肪都是含饱和脂肪酸，而植物脂肪都是含不饱和脂肪酸。事实上，食物中的脂肪中的脂肪酸几乎都是饱和脂肪酸和不饱和脂肪酸的混合物，这两种脂肪酸都天然存在于动植物中。

多不饱和脂肪酸：

多不饱和脂肪酸包括 ω−3 脂肪酸和 ω−6 脂肪酸，二者对人体健康都很重要。

- ω−3 脂肪酸，即 α−亚麻酸（ALA），只存在于植物中，如亚麻籽、核桃、南瓜子、麻类植物和紫苏籽油。

- ω−3 脂肪酸是二十五碳五烯酸（EPA）和二十二碳六烯酸（DHA）的前体。EPA 和 DHA 对维持大脑结构和功能、皮肤健康、免疫功能、内分泌功能、生殖功能、发育等都至关重要，其主要来源包括海鲜、鱼油和藻类。并不是所有人都能将 ω−3 脂肪酸转化为 EPA 和 DHA。

- ω−6 脂肪酸，即亚油酸（LA），存在于蔬菜、坚果、种子及其油脂中，在西方饮食中的含量更高。

- ω−6 脂肪酸和 ω−3 脂肪酸的理想比例是 1∶1，不过二者比例在 4∶1 到 1∶1 之间都算健康。西方饮食中的 ω−6 脂肪酸比例更高，有引发炎症的风险。多动症和孤独症孩子尤其需要注意多摄入一些 ω-3 脂肪酸。

单不饱和脂肪酸：

油酸是一种 ω-9 单不饱和脂肪酸，存在于橄榄油、牛油果和牛油果油、夏威夷果和夏威夷果油、花生和花生油以及动物脂肪（猪油和牛油）中。

饱和脂肪酸：

饱和脂肪酸存在于椰子油、红棕榈油、肉类、海鲜、牛奶和黄油中。其中，长链饱和脂肪酸是食物中最常见的脂肪酸，是人体细胞膜的组成部分；短链饱和脂肪酸的熔点低于长链饱和脂肪酸，多存在于黄油、椰子油和棕榈油中；中链饱和脂肪酸主要存在于中链甘油三酯（MCT）中，中链甘油三酯常常被添加到特殊医疗配方食物，供不能吸收长链脂肪酸的患者食用。中链甘油三酯类似于母乳中的中链饱和脂肪酸，所以也常被用于婴儿配方奶粉。

椰子油和未精炼的红棕榈油并不是健康的敌人。出于对饱和脂肪的恐惧，人们宁可选择氢化油，也要抛弃这些天然脂肪。而实际上，椰子油的月桂酸具有抗真菌和抗菌的特性，对婴儿和儿童尤其有益处，母乳中也有月桂酸。而且，研究表明这些来自热带的油类能提高人体的有益胆固醇——高密度脂蛋白（HDL）水平。

关于胆固醇的好消息：

胆固醇只存在于动物来源的食品中，例如肉类、动物奶脂肪、蛋黄、海鲜、猪油、牛油和黄油等。人们经常误以为高胆固醇对健康是有害的，摄入的胆固醇越少越好，这种说法并不准确。

胆固醇对人体健康非常重要。我们的肝脏每天产生的胆固醇含量接近 1 000毫克，如果没有这些胆固醇，人体就不能正常运转。试想，如果胆固醇有害，那为什么人体会制造出如此危险的物质？为什么母乳中含有如此丰富的胆固醇？胆固醇对所有细胞的结构都是至关重要的。它是很多重要物质的前体，如性激素、天然类固醇激素、维生素 D 和消化系统中的胆汁酸；它有助于形成细胞膜的"砖块"和神经纤维的鞘膜。事实上，人体 25% 的胆固醇都存在于大脑中，它对大脑的结构和功能至关重要，会影响情绪、社会行为、睡眠、记忆和食欲。胆固醇还能维持肠壁的健康，防止肠道黏膜渗漏。

胆固醇也不会附着在健康的血管上或损害健康的血管。相反，当血管受到损伤时，更多的胆固醇会被身体制造出来以修复损伤的血管，并随即成为血管损伤区域的一部分。诚然，血液中胆固醇含量过高与心脏病有关，在血管内形成的胆固醇斑块会诱发心脏病，但它并不是导致心脏病的直接原因。造成血管损伤的原因才是问题的关键，这些原因包括遗传、衰老、高血压、高血糖、炎症、感染、病毒、应激激素、油炸食品、氢化油、氧化脂肪、缺乏抗氧化剂、过多的自由基、缺乏 B 族维生素、C 反应蛋白（CRP）升高、甲基化缺失和高半胱氨酸升高等。

基于"摄入胆固醇对健康是有害的"这一错误前提，美国卫生部门曾建议每天的胆固醇摄入量限制在 300 毫克以内，但如今这一建议已经过时了。饮食中的胆固醇对血液中的胆固醇水平几乎没有影响，研究表明，即使摄入胆固醇达到限制量的 4 倍，血液胆固醇水平也几乎没有波动。这是因为人体可以调节胆固醇水平。也就是说，当摄入的胆固醇较多时，身体（肝脏）就会制造较少的胆固醇，而当胆固醇摄入较少时，身体（肝脏）就会制造更多的胆固醇。美国医学研究所已宣布胆固醇不是令人担忧的物质。

有益的鸡蛋：

鸡蛋曾是另一种被大众误会的食物，大量科学研究证实，鸡蛋已经不再是人们的敌人。鸡蛋不仅富含蛋白质，还是营养最丰富的食物之一。蛋清富含氨基酸，而蛋黄富含维生素、矿物质、抗氧化剂和一种胆碱（大脑营养素）。

鸡蛋的摄入量对总血胆固醇水平影响很小，不仅如此，鸡蛋的好处确实多到令人难以

低胆固醇和孤独症

研究发现，部分孤独症孩子的胆固醇水平过低，其中一些孩子是由于他们体内先天缺乏 7-脱氢胆固醇还原酶，这种酶是生成胆固醇的最后一步。这是一种遗传代谢病——脑肝肾综合征（SLOS）。而那些并没有发现明显遗传疾病的孩子的胆固醇水平偏低的原因尚不清楚。

为患有脑肝肾综合征的孤独症孩子补充高剂量的胆固醇可以减少孩子的易怒、多动、攻击他人、自残等行为，还可以改善孩子的生长发育问题、语言能力、睡眠状况和社交能力。对没有被诊断为脑肝肾综合征的孤独症孩子补充胆固醇可能也有帮助。

置信，如有助于提高高密度脂蛋白的水平，还能改善不同种类的胆固醇的比例。

因此，只要对鸡蛋不过敏，多吃鸡蛋是增加优质蛋白质摄入量的一个非常好的方法。推荐选择有"散养"标志和ω-3脂肪酸含量丰富的鸡蛋。

4. 跟鱼有关的事实

水产品含有丰富的营养成分，如蛋白质、锌、ω-3脂肪酸和碘等，它们通常比畜类、禽类更容易被人体消化。

无污染水产品：循环水养殖系统。

人们使用这项技术在陆地上建立了一个封闭、环保的大型水族馆。水是99%可循环使用的，并被进行过滤，以去除水族馆中的废物，这些废物可以当肥料而继续发挥作用。目前，人们正利用该技术大规模商业化地饲养大西洋三文鱼、虹鳟鱼、鲟鱼、梭子鱼、鲈鱼、鲶鱼、澳大利亚肺鱼、罗非鱼等。这项技术会使消费者在鱼的选择上更加多元化，与此同时，消费者也不用担心水产品中含有一些常见的有毒物质。

选择水产品的建议如下：

- 优先选择来自循环水养殖系统的水产品，因为开放式环境可能会使水产品暴露在有毒物质中。如果你不确定是否来自循环水养殖系统，可以询问有关机构。
- 如果无法购买循环水养殖系统来源的水产品，请遵循以下建议。
  - 不要购买传统养殖的鱼类。
  - 选择捕获地远离大城市的水产品。
  - 不要购买冷冻鱼柳（一般会用不健康的鱼进行加工生产）。
- 购买鱼类时，请注意以下事项：
  - 肉质是湿润且有光泽的。
  - 鱼鳃是红色的，鱼眼明亮，而不是浑浊的。
  - 购买整条鱼并去骨。
- 将水产品买回家后请注意：
  - 立即烹调并食用或冷冻储存在冰箱中。
  - 尽可能让蚌类、蛤蜊、生蚝和其他贝类保持鲜活。不要吃已经死了的贝类。

- 去骨。去掉深色的部分和脂肪。

- 烤、煎或水煮，尤其是水煮可以减少一些污染物的摄入。

- 把鱼充分烹熟，脂肪会在烹调过程中渗出来，这样你就可以少摄入一些油脂。

安全性更高的水产品

拥有循环水养殖系统认证的水产品最安全。如果没有，请从以下水产品中进行选择：

鲲鱼	鮟鱇鱼	鲱鱼
大西洋石首鱼	鲻鱼	小虾
大西洋鲭鱼	牡蛎	鳐鱼
黑鲈鱼	鲈鱼	胡瓜鱼
大西洋蓝蟹	梭子鱼	鲷鱼
淡水鳕鱼	狭鳕鱼	比目鱼
鲳	绯海鲷	鱿鱼
鲶鱼	岩鱼	罗非鱼
蛤蜊	裸盖鱼	鳟鱼
鳕鱼	野生三文鱼	金枪鱼（罐头中的汞含量比长鳍金枪鱼低）
黄花鱼	扇贝	
黑线鳕鱼	大头鱼	白鲑鱼
龙虾		

5. 发酵食品——肠道菌群的好朋友

食品发酵是最古老的食品保存方式之一。食品在发酵过程中可以产生益生菌、营养物质和酶。益生菌有助于营造健康的肠道菌群。肠道菌群对人体健康十分重要。人体有 10 万亿个体细胞和 100 万亿个微生物细胞，也就是说人体细胞和微生物细胞的数目比例为 1∶10。这些微生物大部分在肠道，它们代谢产生的短链脂肪酸能作用于免疫系统，从而使肠道维持健康。肠道菌群能够帮助改善消化问题和营养吸收问题、促进神经递质产生、减少炎症、提高抵抗力，以及减少湿疹、过敏和哮喘。习惯于西方饮食的人，其肠道中的微生物种类缺乏多样性，这使他们在消化和免疫方面容易出现各种问题。

益生元能够促进体内有益菌的生长，它们通常是不能被人体消化的碳水化合物。富含益生元的食物包括洋姜、菊苣根、蒲公英、大蒜、洋葱、韭菜、芦笋、香蕉、亚麻籽、海藻等。

发酵食品对健康十分有益，食用发酵食品比只补充益生菌和益生元更能提供好的肠道菌群多样性。

- 发酵的奶制品（无牛奶／无酪蛋白饮食需要回避）
- 酸奶：可以用牛奶或奶制品加发酵剂制成，用酸奶机制作很简单。
- 开菲尔（Kefir）：通常由开菲尔粉或谷物作为发酵剂，再添加牛奶制成。
- 发酵酪乳
- 奶酪
- 酸奶油
- 醋：由发酵剂（母液）发酵而成的。
  - 苹果醋是最常见的水果醋。
  - 白醋是从谷物中蒸馏而成的，最后的成品含有 5%~10% 的乙酸和水。
  - 葡萄酒醋和葡萄醋是由葡萄汁经两次发酵制成的。
  - 康普茶醋是由康普茶（Kombucha）制成的。
- 青椰酸奶：由清甜的椰子水和发酵剂制成。
- 发酵蔬菜：如酸菜、酱菜、泡菜、腌菜等。在发酵过程，蔬菜中的天然细菌会将蔬菜分解成更容易消化、更有营养的形式。
- 康普茶：一种味道浓烈的发酵饮料，由红茶和糖（甘蔗、水果和蜂蜜）混合后，经细菌和酵母的共生菌落发酵而成。
- 味噌：由大豆或糙米制成。
- 丹贝（Tempeh）：由煮熟的、微发酵的大豆制成。成饼状，是一种肉类替代物。

如果想获取更深入的信息，请参阅关于益生菌和发酵饮料的内容。

6. 适量摄入盐，但拒绝含钠的防腐剂

大部分情况下无须限制孩子吃盐，除非医生因为特殊的病情建议你限制孩子的盐摄入量。孩子应该吃多少盐，最好依孩子的口味而定。

盐的化学成分为氯化钠，你不必担心。记住：人体可以自行调节钠的水平。当身体需要钠的时候就会增加对钠的吸收和储存，不需要时则会减少。对于多动症和孤独症孩子来说，钠很重要。你可能会发现，当孩子摄入较多蛋白质和适量盐，并减少糖分摄入后，孩子的警觉性提高了，疲劳和脸色苍白的情况也减少了。相反，缺盐可能会导致孩子肾上腺功能低下，从而引发一系列不良反应，如全身无力、肌张力变弱、四肢冰冷、体温降低、皮肤极度苍白和消化系统问题。

氯是维持细胞功能和平衡体液分布必需的元素，也是胃酸的必要组成部分。过量的氯可以通过出汗、呕吐和腹泻来排出体外。

要注意的是那些含钠的防腐剂，如亚硝酸盐、苯甲酸盐和味精，它们一般不能被多动症和孤独症孩子正常地代谢。尤其是味精，它是一种兴奋性毒素。

如果你的孩子有上面描述的症状，观察孩子在食用盐后情况是否有所改善。

应避免让孩子接触以下危害健康的因素

- 室内外的环境毒素：农药、草甘膦、人造草皮、油漆、建筑产品和家具中的挥发性有机化合物（VOC）；不粘炊具；清洁产品、衣物柔软剂、空气清新剂、个人护理产品（化妆品、洗发水、芳香剂和口腔护理产品）中的有害成分；电磁辐射。

- 人造化学品：防腐剂、甜味剂、增味剂、色素；兴奋性毒素、味精、胺类；肉类和奶制品中促进生长的激素。

- 被污染的饮用水：尽量避免使用塑料水瓶和塑料食品容器。

- 糖和升糖食品：高果糖玉米糖浆、白砂糖、龙舌兰糖浆、含糖饮料、电解质饮料、所有碳酸饮料（不含糖和普通的）、精制谷物和咖啡因。

- "坏"脂肪：反式脂肪酸、油炸食品、菜籽油、棕榈仁油和玉米油。

- 非有机的加工食品和被污染的水产品。

- 任何引起不良反应的食物或饮料。

推荐孩子摄入的食品

- 有机食品：经国家有机认证的食品；饲养的家畜、家禽及其蛋类和奶制品。清洁、无污染的饮用水。

- 低升糖食物：不要空腹吃高升糖食物；建议在正餐和零食中多摄入蛋白质、膳食纤维和优质脂肪。

- 富含蛋白质的食物：海鲜、家禽、畜类、鸡蛋、可耐受的奶制品、豆类、坚果和种子。

- 油脂：椰子油、黄油、猪油、鱼油、橄榄油、牛油果油、坚果油。

- 富含膳食纤维的食物：不含淀粉的蔬菜、豆类、坚果、种子和升糖指数低的水果。

- 天然甜味剂：有机甜叶菊、椰糖、原蜜、枫糖浆（B 级）、香蕉泥、果酱、黑糖、有机纯果汁。

- "好"脂肪：

  - ω-3 脂肪酸：水产品、藻类、豆类、坚果、种子和鱼油。

  - ω-6 脂肪酸：蔬菜、坚果和种子。

  - ω-9 单不饱和脂肪酸：植物油（橄榄油、牛油果油、夏威夷果油、花生油）和一些动物油。

  - 饱和脂肪酸：存在于植物和动物中。

  - 胆固醇：人体自身产生的一种具有治疗作用的物质，只存在于动物和水产品的脂肪中。

  - 鸡蛋：营养丰富的纯天然食品，富含高蛋白（蛋清中）、维生素、矿物质和胆碱（蛋黄中）。

  - 无污染水产品：选择毒性最小的，最好是来自循环水养殖系统技术的水产品，该技术要求在陆地建立一个类似水族馆的大型的封闭且环保的饲养环境。

- 发酵食品：

  - 富含益生菌的食品：奶制品、醋、椰子酸牛乳酒、蔬菜、康普茶、味噌和丹贝。

  - 富含益生元的食物：洋姜、大蒜、洋葱、韭菜、芦笋。

- 盐：盐对那些全身无力、头晕、口味重、耐力差和血压低的人有帮助。

三大类营养物质的健康食品选择

下面的基本信息适用于所有饮食，所有的饮食都包括蛋白质、脂肪和碳水化合物。不同的饮食可能在具体的食物选择方面存在差异。

蛋白质	脂肪	碳水化合物

动物来源
水产品
畜类
禽肉
蛋
奶制品
植物来源
膳食纤维
豆类
坚果
种子
	饱和脂肪酸
	不饱和脂肪酸
	含单不饱和脂肪酸的食物
	  ω-9脂肪酸：橄榄、牛油果、夏威夷果
	含多不饱和脂肪酸的食物
	  ω-6脂肪酸：蔬菜和植物油（过量可消耗 ω-3 脂肪酸）
	  ω-3脂肪酸：鱼油、藻类、豆类、坚果、种子
		富含膳食纤维的食物
		蔬菜
		水果
		谷物
		豆类
		坚果
		种子

下面向你提供了不同年龄的推荐摄入量。这适用于大多数人，不一定只适用于多动症和孤独症患者。虽然饮食干预方案会对部分食物的摄入量有所限制，但保持健康的饮食平衡仍是最重要的。

推荐摄入量	2~3 岁	4~6 岁	7~11 岁	12~17 岁	成年女性	成年男性
能量（千卡）	1 000~1 400	1 200~1 800	1 200~2 000	1 600~2 400	2 000~2 400	2 400~3 000
蛋白质（克）	20~25	25~35	35~45	45~60	60~75	75~90
蔬菜（杯）	1	1.5~2	2	2~3	3~3.5	3~3.5
水果（杯）	1	1.5~2	1.5~2	2~2.5	2~2.5	2~2.5
谷物（杯）	0~1.5	0~2	0~2.5	0~3	0~3.5	0~4
膳食纤维（克）	5	15~19	15~20	20~25	25~30	30~35
水（杯）	15~17.5	20~22.5	22.5~30	27.5~30	30~35	35~45

一份的量有多少?

　　这里提供食物中蛋白质的食物分量是为了帮助读者理解在一定量的食物中到底含有多少蛋白质。食物等价交换份可以帮助你估算食物的量。

　　每个人的动物性蛋白质摄入量等于自己的手掌大小。

　　下列食物中约含有 7 ~ 8 克蛋白质:

- 30 克畜类、鱼或禽类。
- 1 个大鸡蛋或 2 个小鸡蛋。
- 1/2 杯干豆（90 克）或熟干豌豆（50 克）或熟扁豆（100 克）。
- 2 大勺坚果酱（32 克）。
- 1 / 3 杯坚果或种子（42 克）。
- 1 杯牛奶（235 毫升）。
- 1/2 杯希腊酸奶或干酪（115 克）。

食物等价交换份

1 杯生的蔬菜	1 个棒球大小
1 个中等大小的水果	1 个棒球大小
1/2 杯意大利面、米饭、熟麦片	1/2 个棒球大小
1 个中等大小的土豆	鼠标大小

不同单位相当于多少量

2 大勺	1 个乒乓球
1/4 杯	1 个高尔夫球
2/3 杯	1 个棒球
1 杯	1 个网球
1 小勺	大拇指指尖
1 大勺	1 个大拇指

[第四章] 引发食物反应的主要诱因：麸质、酪蛋白、大豆和其他

　　我的孩子很幸运，饮食干预在他身上所起的效果迅速而显著。在回避酪蛋白仅仅 36 小时后，他之前不停尖叫和撞头的症状就几乎都消失了，他与我们之间还有了一些眼神上的交流。在回避麸质 5 天后，他身上的皮疹也消退了，大便也改善了。但他恢复之前的饮食后，那些症状又再次出现了。这给了我们继续坚持饮食干预的动力，尽管坚持实行这种饮食很困难，但远不如和一个病情严重的孤独症孩子生活在一起那么困难。对我们来说，饮食干预是帮助他康复的三大干预措施之一。

——一位 5 岁孤独症孩子的母亲

　　让你生病的不是你不吃的食物，而是你每天都渴望并吃下去的食物！

——乔治·米歇尔，医学博士

食物诱因有哪些?

麸质、酪蛋白和大豆存在于多种食物中,是最常见的食物过敏原。

麸质常见于单子叶植物亚类的植物蛋白,如小麦、粗面粉、粗麦粉、全麦面粉、燕麦、大麦、黑麦等。麸质是有弹性的,它可以使酵母和非酵母面包更加筋道。

麸质常见于哪些食物?

最常使用含麸质谷物作为原料的食物有面包、意大利面、曲奇饼干、蛋糕、麦片、椒盐卷饼、奶油酱、增稠剂以及面包屑等。麸质衍生物存在于麦芽、改良食品淀粉、水解蔬菜蛋白、水解植物蛋白、组织化植物蛋白和糊精中。此外,麸质常被用于以下食品(除非食品标签上标明不含麸质):酱油、调味料、速溶咖啡、番茄酱(部分)、芥末、蛋糕装饰、罐头汤、熟食肉等。通常情况下,裹面包屑的食物、一些维生素和药物的填充剂,甚至是信封黏合处上的糊状物和胶水中也含有麸质。

由麸质引起的医学问题并不是近几年才被发现的。已知有一种叫麦胶蛋白的麸质会破坏小肠绒毛,从而加重被称为乳糜泻的疾病,并导致人体出现疱疹样皮炎——一种与乳糜泻相关的严重皮肤病。但乳糜泻麸质不耐受患者的情况与多动症和孤独症孩子麸质不耐受情况是不一样的,后者是由于食物消化不完全而导致肽被吸收进了血液中。尽管二者的发病机制不同,但治疗乳糜泻时所用到的回避麸质的饮食干预方法也对多动症和孤独症孩子有帮助。

需要注意的是食物不含小麦并不等于它也不含麸质,除非它的食品标签上明确标明"无麸质",否则它很可能不是 100% 的无麸质食品。当然,有些不含麸质的食物,如家禽、海鲜、鸡蛋、蔬菜、水果、豆类、坚果等是没有必要在标签上注明无麸质的。注意:虽然动物制品本身不含麸质,但加工过的动物制品却很可能含有麸质。比如,未加工的鸡胸肉不含麸质,但是腌制过的鸡胸肉可能含有麸质,因为市面上用于腌制肉类的酱油大都添加了麸质。除了鸡肉,其他腌制过的肉类也可能含麸质。

问题成分的作用机制：不要让麸质变成一种惩罚

如果麸质、酪蛋白和大豆在肠道中未被完全消化，它们就会代谢生成氨基酸短链——肽。当这些肽被吸收进血液中时会穿过血脑屏障，对情绪、神经功能以及行为产生负面影响。肽具有类阿片作用，它们会让孩子对某种食物上瘾。也就是说，孩子会变得特别喜欢吃能产生类阿片作用的食物，并且变得挑食。当开始对孩子的饮食进行干预（回避能产生类阿片作用的食物）后，孩子通常会出现明显的戒断症状。

麸质会产生类阿片作用，因此，人体因摄入麸质而产生的最常见的症状是特别想吃含麸质的食物，并且只想吃这类食物。此外，孩子还可能出现以下症状：

一是行为愚钝、脑雾、精神恍惚、缺乏眼神交流、注意力不集中，并对疼痛的耐受力高、发生强迫性动作和自我刺激的频率增加，有时还可能会发生自残行为。

二是对一些孩子来说，类阿片作用对大脑的影响是疼痛感，所以他们会摇晃和敲打自己的头，就像头上有一把钳子在压着自己。

另外，有些孩子还会存在消化方面的问题，包括胀气、腹泻、消化不良和便秘。

总的来说，当孩子表现出上述症状时就应该考虑尝试无麸质饮食。

还能吃什么？

无麸质饮食可以选择的谷物包括各种各样的大米、小米、藜麦、荞麦、高粱、玉米、经过认证的无麸质燕麦（如果耐受的话）。

除此之外，还可以选择土豆、芋头、山药、箭根薯、杏仁、苋菜、榛子、木薯、藕、荸荠、洋蓟、栗子等（如果对豆类耐受的话，可以选择鹰嘴豆、豌豆、荷兰豆、蚕豆和大豆）制成的非谷物面粉作为替代品。

由于麸质可以使烘焙食品有嚼劲，所以无麸质饮食替代品必须包含能提供与麸质有相同口感的安全成分：黄原胶、甲基纤维素、玉米麦芽糊精和瓜尔胶。增稠剂的替代品包括琼脂、豆粉、玉米淀粉、明胶粉、竹芋粉、甜米粉和木薯粉。

建议在厨房里准备无麸质发酵粉、小苏打以及不含酒精的香草。制作无麸质烘焙食品其实并不难，只需要无麸质面粉、增稠剂和烘焙助剂的替代品就能达到令人满意的口感和味道。

分类	麸质来源	无麸质替代品
谷物	小麦：小麦浆果、粗麦粉、小麦面粉、全麦粉、麸皮、干小麦、碎小麦 燕麦：燕麦麸、燕麦胚芽、燕麦片、燕麦粉 大麦：大麦面粉、麦芽、淀粉、薏米 黑麦：黑麦粉 黑小麦：小麦和黑麦的杂交品种 斯佩尔特小麦 碎谷粒：燕麦、小麦、荞麦的混合物 含麸质的成品：蛋糕、麦片、脆饼、曲奇饼干、面包、甜甜圈、意大利面、椒盐卷饼、增稠剂、玉米饼、威化饼	无麸质谷物：大米、玉米、小米、高粱，经过认证的无麸质燕麦 非谷物替代品：洋蓟、木薯、藕、芋头、荸荠、山药、土豆 准谷物：荞麦、藜麦和苋属植物 坚果类：杏仁、栗子、榛子 豆类：鹰嘴豆、蚕豆、荷兰豆、豌豆、大豆 增稠剂：琼脂、竹芋粉、豆粉、明胶粉、玉米淀粉、甜米粉、木薯粉 类麸质弹性材料：瓜尔胶、从玉米或大米中提取的玉米麦芽糊精、甲基纤维素、黄原胶 意粉/面条：无麸质面粉、米粉、南瓜粉
饮料	麦芽饮料或含麦芽的饮料 阿华田、调味茶和速溶咖啡 啤酒和麦芽酒（经过发酵的） 某些粮食酒，尤其是加了香精的酒 苏打水 果汁饮料（加了添加剂和调味料） 酸奶和添加增稠剂的酸奶饮料	水，包括不含其他成分的纯苏打水 花草茶、茶、咖啡（原味） 葡萄酒 蒸馏酒 新鲜或冷冻果汁
糖 甜味剂 调味料 香料 烘焙材料	人工调料 人工色素 糖果 糖霜（含面粉、玉米淀粉） 糖浆（标明不含麸质的除外）	纯香料 经过蒸馏、烘干的调料或标明不含麸质的调料 天然色素或标明不含麸质 标明不含麸质的糖果

分类	麸质来源	无麸质替代品
糖 甜味剂 调味料 香料 烘焙材料	可能含有小麦的调味料 可能含有小麦的混合香料 营养酵母（可能含有麸质） 啤酒酵母	标明不含麸质的糖霜 标明不含麸质的大米糖浆 不含麸质的调味料 单一天然调料
调味品 酱汁	酱油 番茄酱、芥末、蛋黄酱 调味醋、麦芽醋 含增稠剂的酸奶	不含小麦的酱油 标明无麸质无酪蛋白的番茄酱、芥末、蛋黄酱 蒸馏醋 有机/天然/不含增稠剂的酸奶
添加剂	味精 柠檬酸 水解植物蛋白（小麦来源） 改性淀粉 大麦麦芽	不含任何味精 标明不含麸质的柠檬酸（以玉米为原料） 水解植物蛋白（原料不是来源小麦） 玉米麦芽
食物	罐装汤 香肠 调味酸奶 麦芽牛奶 仿制海鲜和培根 加工过的奶酪酱 布丁 面包屑	自制的无麸质汤 新鲜家禽、鱼、蛋 有机熟食肉 纯奶制品（如果能耐受） 新鲜或冷冻海鲜 无酪蛋白培根 天然奶酪（如果能耐受） 无麸质面包屑
其他	口香糖 胶水 营养补充剂里的黏合剂、填充物 橡皮泥 含酒精的营养补充剂	自制无麸质橡皮泥

酪蛋白常见于哪些食物？

哺乳动物的奶（母乳、牛奶和山羊奶）含有很多营养成分，包括水、脂肪、蛋白质、乳糖、矿物质、各种有机酸、酶和维生素,但对于多动症和孤独症孩子来讲，除了母乳以外，其他奶制品最好都避免摄入，因为其中含有的酪蛋白是导致多动症和孤独症孩子产生食物反应的主要诱因之一。

牛奶中 75% 的蛋白质是酪蛋白，几乎所有的奶制品中都含有酪蛋白，除了适当澄清的黄油（也被称为酥油，其中的乳固体已被除去）。

此外，一些不含牛奶或奶制品的食物也可能含有酪蛋白。例如，大豆、杏仁或大米中也可能含有提升口感的酪蛋白；加工的肉类食品，如熟食肉、意大利腊肠、香肠、金枪鱼罐头等；还有一些令人意想不到的食品，如包括非奶制品奶油、沙拉酱和薄荷糖等。此外，酪蛋白还是营养补充剂中的常见成分。

总之，一定要认真阅读食品标签，以避免食用含有乳糖、半乳糖、乳白蛋白、乳球蛋白、酪蛋白等成分的食品。

奶制品

动物奶	奶油奶酪	奶粉
黄油	酪乳	果子露
所有奶酪	冰牛奶	酸奶油
炼乳	牛轧糖	乳清
白软干酪	奶油	酸奶

标签中如果有以下成分，请回避

酪蛋白	水解植物蛋白	乳糖
酪蛋白酸钙	乳白蛋白	酪蛋白酸镁
酪蛋白酸	酸奶发酵剂	酪蛋白酸钾
半乳糖	没有去除酪蛋白的乳酸菌	
水解牛奶蛋白	乳球蛋白	

非食物来源

化妆品	药物（乳糖）	营养补充剂

奶制品的食物来源
（并不是所有列出的食物都包含奶制品，以食物标签为准）

烘焙食物

面包	烤面包片
蛋糕	西式煎饼
曲奇饼干	华夫饼
焦糖色素	派酥皮
甜甜圈	苏打饼干

饮料

巧克力牛奶	阿华田
可可	巧克力
麦乳精	苏打水

甜食

任何食物中的奶油	牛奶巧克力
布丁	冰沙（部分）
冰冻果子露	薄荷糖

酱、油、脂肪

用黄油炸的食物	蛋黄酱（部分）
奶油汁	沙拉酱（部分）
肉汁	人造黄油

肉 / 鱼 / 其他含蛋白质的食物

海鲜浓汤	用鸡蛋制作的食品——蛋卷、炒蛋、蛋奶酥
不含奶制品的奶酪（有些仍含酪蛋白）	加工肉类
含奶油的食物	金枪鱼（罐头）
奶油汤	熟火鸡肉

听起来像含有奶制品，但实际上不含奶制品的成分：

- 乳酸钙
- 乳酸盐
- 硬脂酰乳酸钠
- 硬脂酰乳酸钙
- 油酸酯
- 可可脂
- 乳酸钠

A1 牛奶和 A2 牛奶都不要喝

牛奶中约 1/3 的酪蛋白是 β-酪蛋白，根据奶牛的品种不同，酪蛋白被分为不同的种类，其中最常见的是 A1-β 酪蛋白和 A2-β 酪蛋白。

A1-β 酪蛋白和 A2-β 酪蛋白的比例在不同地区、不同品种的奶牛之间存在差异。以地区来说，非洲和亚洲的奶牛多产富含 A2-β 酪蛋白的牛奶（A2 牛奶），而富含 A1-β 酪蛋白的牛奶（A1 牛奶）则常见于西方国家，如欧洲的大部分国家（不包括法国）、美国、澳大利亚和新西兰。而以奶牛品种来说，超过 70% 的格恩西奶牛产的牛奶中的酪蛋白主要是 A2-β 酪蛋白，而 46%～70% 的霍尔斯汀和艾尔希尔奶牛产的牛奶中的酪蛋白主要是 A1-β 酪蛋白。

A1-β 酪蛋白和 A2-β 酪蛋白之间的差别很小，只是蛋白质序列中的一个氨基酸发生了变化。但正是这种差异导致 A1 牛奶被消化后会产生一种类阿片分子β-酪啡肽 7（BCM-7）。对于孤独症孩子而言，类阿片肽是会引发行为问题的（见前文"为何奶制品、小麦制品会让孩子上瘾"），所以应该避免摄入 A1 牛奶。

总的来说，由于 A1 和 A2 牛奶都含有酪蛋白，因此，孩子在实行无酪蛋白饮食时，这两种牛奶都应该回避。

羊奶和骆驼奶呢？

羊奶虽然只含有 A2-β 酪蛋白，但实行无酪蛋白饮食的话，还是要避免摄入羊奶。与牛奶相比，骆驼奶的脂肪、胆固醇、乳糖含量都更低，同时维生素和矿物质含量更高，而且骆驼奶中的酪蛋白结构与牛奶中的酪蛋白结构不同，所以有人认为，对酪蛋白敏感的人可以耐受骆驼奶。但是，我们建议在开始实行无酪蛋白饮食时，应回避包括骆驼奶在内的所有动物奶。一旦证实无酪蛋白饮食确实对孩子有改善效果，就可以让孩子尝试食用骆驼奶，并观察它是否会加剧孩子的身体及行为方面的症状。

不用担心母乳中的酪蛋白

母乳中的酪蛋白不同于牛奶或羊奶中的酪蛋白，它们的氨基酸排列顺序是不同的。母乳喂养不会给孩子带来酪蛋白方面的负面影响，相反，它被认为是预防孤独症的一个因素。

与乳清相关的问题

在制作酸奶的过程中，酪蛋白凝结成凝乳后分离出来的质地清亮、稀薄的部分就是乳清。乳清的主要成分为乳糖和可溶性蛋白，但也有一些纯乳清是不含乳糖的。尽管乳清本身不含有酪蛋白，但如果乳清不清亮，则可能混入了凝乳，那么无酪蛋白饮食中仍应回避乳清。

还剩下什么能吃的？

奶制品的替代品包括米浆、豆浆、大豆酸奶、土豆浆、藜麦浆以及由杏仁、腰果、椰子、榛子、松子、南瓜子、芝麻、葵花子和核桃等制成的不同口味的坚果奶。

发酵饮料

朱莉·马修斯在她著的《烹饪治愈心灵》（*Cooking to Heal*）中强调了发酵食品对人体维持消化系统健康的重要性。自制的发酵食品，如酸奶、酸奶酒、酸菜、康普茶等，都含有大量的益生菌，也就是"好"细菌。通常情况下，益生菌补充剂中益生菌的数量为 30 亿~750 亿个，而一杯自制酸奶（230 克）中的益生菌数量却能达到 7000 亿个。需要注意的是对于那些实行无酪蛋白饮食的人来说，应当避免食用动物奶发酵食品，因此只建议食用非动物奶源的发酵食品。

奶制品的替代品（注意：不含奶制品并不意味着食品中不含酪蛋白）

牛奶 / 酸奶的替代品

椰奶	土豆浆
椰子酸牛乳酒和椰子酸奶	米浆
坚果奶（杏仁、腰果）	豆浆
	大豆酸奶

巧克力替代品

无麸质无酪蛋白巧克力	无麸质无酪蛋白半甜巧克力

冰激凌替代品

不含奶制品的"牛奶"冰激凌	意大利冰沙
水果冰棒	奶豆腐

黄油的替代品

椰子油	苹果酱（可以代替牛奶和黄油制作土豆泥）
酥油	猪油（推荐在焙烤食品中使用）

椰子：一种神奇的食物

- 椰子实际上是一种种子和水果，而不是坚果。
- 椰子汁是一种营养丰富的健康电解质饮料。在第二次世界大战中，当生理盐水匮乏时，椰子汁被当作电解质溶液用于静脉输液。
- 椰奶是由椰肉制成的，它是动物源奶制品很好的替代品。
- 椰子凝胶是由椰子水发酵而成。
- 椰奶可以发酵成椰子酸牛乳和椰子酸奶，它们富含对消化道有益的益生菌。
- 椰子以及用椰子制成的奶油、椰奶、酸乳酒和酸奶都是健康食品。它们有助于提高人体免疫力和减轻消化系统方面的症状，如放屁、腹泻、呕吐、肠炎和溃疡。
- 椰子油脂肪酸不会导致心脏病，也不会对胆固醇有负面影响。椰子油中 50% 的脂肪酸是月桂酸，它具有抗菌、抗病毒和抗寄生虫的特性。

向大豆说声对不起

对于大豆是否适合食用有很多争议，直到近几年，大豆才成为美国人日常饮食中的常见食物。和其他豆类只要烹饪得当即可食用不同，大豆由于含有天然毒素，会消耗和干扰某些营养素的吸收，所以需要进行发酵，或用高温和化学物质进行加工后方可食用。

同时，大豆也是一种常见的过敏原，很多人对大豆不耐受。像麸质和酪蛋白一样，大豆可能无法在人体内被完全消化，从而产生类阿片肽。判断一个人是否对大豆不耐受，最好的检查方法是观察食用大豆后身体是否发生食物反应。

如果对大豆耐受的话，最好选择有机大豆和自然发酵的大豆制品（豆豉、纳豆、味噌和酱油）。但请注意，大豆会干扰内分泌，过量食用大豆可能会导致甲状腺肿大。

而如果对大豆不耐受，除了豆制品外，还需要避免食用下列食物：水解植物蛋白质、卵磷脂、单甘酯和双甘酯、谷氨酸钠（味精）。（这些成分中都有检测出大豆）。

大豆常被用于制作下列食品：烘焙食品、罐装金枪鱼、豆奶、婴儿配方奶粉、人造黄油、蛋黄酱、植物油等。

豆制品（请仔细阅读产品标签）

大豆油、豆粉、豆浆	酱油
毛豆	豆豉
味噌	豆腐
纳豆	腐竹
豆芽	

其他

卵磷脂	双甘酯
水解植物蛋白	味精
单甘酯	维生素 E

含大豆的食物

烘焙食品

烘焙混合面粉	饼干
面包、蛋糕、麦片	意大利面、点心

对乔来说，奇迹并没有在一夜之间发生。但是，在他停止食用麸质和奶制品，并开始服用营养补充剂和助消化的药物两个月后，他的情况有了明显改善。在实行饮食干预的早期阶段，我还扔掉了家里所有含有硝酸盐的香肠，那时乔出现了明显的戒断症状（极度活跃、尖叫、哭泣）。戒断期之后，我们发现他的情况有了更大的改善，所以我们改吃不含硝酸盐的健康热狗。后来，乔在眼神交流、社会技能互动、注意力、语言等方面都有很大的进步，且刻板动作也在逐渐减少。他每天都在进步。

—— 一位 5 岁孤独症孩子的母亲

肉 / 其他

婴儿食品	熟食肉类
奶酪替代品	香肠（部分）

油 / 动物脂肪

黄油替代品	起酥油
人造黄油	

饮料

咖啡替代品	婴儿配方奶粉
豆奶	

调料

黄油替代品	混合坚果
沙拉酱、沙司、酱油	蔬菜汤
伍斯特沙司	

糖

糖果	冰激凌（部分）
焦糖	蛋黄酱

　　大豆替代品和前面列出的麸质和牛奶替代品是一样的（除了那些含有大豆的替代品）。

　　注意：当第一次实行无酪蛋白饮食时，最好也回避大豆，因为许多对酪蛋白敏感的孩子同时也对大豆敏感。如果将豆制品作为奶制品的替代品的话，你相当于用一种问题食物去代替另一种问题食物，这可能会掩盖回避酪蛋白可能带来的改善效果。如果孩子在同时回避酪蛋白和大豆后症状改善，那么可以再将大豆制品逐渐重新加入孩子的饮食中。

　　关于无麸质无酪蛋白饮食的概述详见第 31 页。

鸡蛋、玉米和坚果

当孩子开始回避酪蛋白、麸质和大豆后，含有鸡蛋、玉米或坚果的食物摄入量通常会增加，以替代那些被回避的食物。此时，对一些孩子来说，由于摄入量增加而引起的食物反应可能也会随之出现。这时，孩子需要进一步回避这些产生食物反应的食物。

鸡蛋

要判断食品中是否含有鸡蛋通常并不容易。通常情况下，当营养标签上标有白蛋白、球蛋白、卵黄蛋白、卵黄磷蛋白、卵球蛋白等文字时表示该产品含有鸡蛋或鸡蛋成分。

鸡蛋制品（请仔细阅读产品标签）

蛋清、蛋黄	
鸡蛋粉	卵黄磷蛋白
白蛋白、球蛋白、卵黄蛋白	卵黄素
卵球蛋白	溶菌酶

含鸡蛋的非食物来源

在鸡蛋中培养的疫苗

含鸡蛋的食品
（并不是所有这些列出的食品都含有鸡蛋。含鸡蛋的标志可能并不特别明显。）

烘焙食品

泡打粉	法式吐司
面包糠	意大利面
面包	派
蛋糕粉	饼干、甜甜圈

饮料

蛋酒	阿华田

糖 / 甜味剂 / 香料

蛋白粉	棉花糖
明胶	蛋白糖饼、杏仁饼
糖霜、糖衣、釉料	布丁、馅饼馅料、蛋奶酥
冰激凌、果子露	

调味品 / 酱 / 油

蛋黄酱	沙拉酱
荷兰酱	塔塔酱

其他食品

高汤	香肠、肉酱
肉丸、馅饼	汤

一个鸡蛋的替代品

1 个鸡蛋 =2 大勺玉米淀粉（16 克）

1 个鸡蛋 =2 大勺竹薯粉（16 克）

1 个鸡蛋 =2 大勺土豆淀粉（20 克）

1 个鸡蛋 =1 大勺豆浆粉（8 克）

1 个鸡蛋 =1 个香蕉

1 个鸡蛋 =1/4 杯豆腐（62 克）

1 个鸡蛋 =3 大勺普通明胶和水的混合液体（1 大勺普通明胶与 1 杯白开水混合）

1 个鸡蛋 =3 大勺婴儿辅食苹果泥或梨泥（45 克）

玉米

玉米是常见的食物过敏原，也是较难回避的过敏原。由于玉米价格便宜，所以它的用途广泛，常被用作加工食品的原料。

玉米制品（请仔细阅读产品标签）

玉米淀粉、玉米粉、面粉	果糖
玉米片、爆米花	高果糖玉米糖浆
玉米	卵磷脂
玉米糖浆	麦芽糊精
玉米油	味精
糊精	食用盐
葡聚糖	增稠剂
葡萄糖	植物淀粉
水果果胶	

含玉米的非食物来源

阿司匹林	洗衣粉	纸盘子
胶囊	牲畜饲料	栓剂
粉笔	纸杯	药片（大多数）
化妆品	牙膏	滑石粉
胶水		

玉米的食物来源
（除非食品包装有"无玉米"的标签，否则以下绝大多数食品都含有玉米。）

饮料

蒸馏酒、麦芽酒、啤酒、波本威士忌、甜酒、利口酒	果子露
	碳酸饮料、软饮料
速溶咖啡	甜炼乳
婴儿配方奶粉	豆浆
果汁鸡尾酒	

糖 / 甜味剂 / 香料

人工甜味剂	高果糖玉米糖浆
糖果	冰激凌
焦糖	果酱、果冻
角豆	棉花糖
口香糖	糖粉
蛋黄酱、布丁	山梨糖醇
浓缩调味料	香草精
糖霜、糖衣	酸奶（甜）
明胶	

烘焙食品

泡打粉（大多数）	全麦饼干
面包、饼干	糕点、派
蛋糕	玉米饼
麦片（速溶）	植物淀粉
甜甜圈	黄原胶

调料

肉汁、酱汁	黄芥末
番茄酱、辣椒酱	沙拉酱
人造黄油	牛排酱、塔塔酱
蛋黄酱	

其他食物

培根（大多数）	鸡蛋：冷冻、干燥
豆芽	油炸食品（使用玉米油）
罐头食品（几乎所有）	熏肉
奶酪酱	东方食物
含奶酪的食品	花生酱（甜）
咖啡伴侣	泡菜（甜）
速溶汤块	

注意：大多数维生素 C 补充剂的成分中都含有玉米。如果孩子实行无玉米饮食，且需要补充维生素 C 的话，那就找一款不添加玉米的维生素 C 补充剂来替代吧。

坚果

在坚果中，花生（严格来说是一种豆类）是最常见的食物过敏原。在美国，花生过敏反应是导致过敏性死亡的最常见原因。确定坚果的来源并不难，但确定产品中是否含有坚果添加剂就不容易了。特别是在标签没有标示的情况下，要确定产品中是否含有少量坚果成分是很有挑战性的。在食品生产过程中常常会发生交叉污染，操作员很可能不慎将坚果碎或坚果粉末混入了其他食品中。比如，坚果油在理论上是不含有坚果蛋白的，但实际结果取决于制造过程。

无论如何，首先请仔细阅读食品标签。另外请参阅下文，相信会对你有帮助。

坚果的种类

杏仁	夏威夷果
巴西果	花生
腰果	松子
榛子	开心果
核桃	

含有坚果的食品（以下是坚果类食品和由坚果制成的常见食物）

意大利苦杏酒	坚果酱、坚果餐、坚果糊
调味坚果	坚果油、调味料、糖浆
苦杏仁	巧克力酱
榛子巧克力	香蒜沙司
银杏	松子
杏仁味花生	果仁糖
杏仁软糖	

可能混有坚果的食品（以下食物可能含有坚果）

烘焙食品	调味料
烧烤酱	冷冻甜点
蘸有牛奶鸡蛋淀粉糊的食物	全麦面包皮
散装食品	水解蔬菜蛋白
糖果	水解植物蛋白
麦片	冰激凌
糕点	配方奶粉
饼干	牛轧糖
甜点配料	派皮
蛋卷	酱汁
乳化剂	植物油

回避麸质、酪蛋白和大豆

　　早期的人类吃鱼、肉、水果、蔬菜、坚果和种子，但他们不摄入牛奶、谷物、豆类或土豆，且不生吃其他食物，因此他们并不会患严重的疾病。在5000—10 000年前出现了家庭生活，人类的饮食随之发生了重大的变化。无麸质无酪蛋白饮食让我们回归最基本的食物，这些食物更容易被身体消化。以下是可供我们选择的一些食物：

- 所有肉类
- 水产品
- 禽类——鸡、火鸡和鸭子
- 鸡蛋（如果耐受的话）
- 坚果和种子（如果耐受的话）
- 所有蔬菜
- 所有水果

■ 谷物（如果对麸质、大豆、玉米耐受的话）

当需要你做出改变的时候，不要害怕，勇敢地迈出一大步，因为你无法用两小步跨越一道鸿沟。

——大卫·劳埃德·乔治

无麸质无酪蛋白饮食（建议回避大豆）

应回避的食物：

■ 麸质——小麦、大麦、黑麦、燕麦和商品麦片等。

■ 牛奶——含酪蛋白在内的动物奶。

■ 大豆——毛豆、味噌、纳豆、豆芽、酱油、豆豉、豆腐、腐竹以及含大豆的食品。

为什么要进行这种饮食干预？

■ 蛋白质消化不完全造成部分食物肽中含有类阿片肽。

■ 在肠漏的情况下，未经完全消化的肽和类阿片肽进入血液并流向大脑，使孩子对某类食物产生强烈渴望并引发某些行为方面的症状。

可能有助于缓解的症状：

■ 对阿片肽来源食物的强烈喜爱（麸质、牛奶、酪蛋白和/或大豆）、愚笨行为、刻板动作、强迫、自残、对疼痛耐受度高、目光很难对视和消化系统症状。

建议选择的食物：

■ 麸质替代品——无麸质燕麦、无麸质谷物、准谷物（藜麦、荞麦和苋属植物）、坚果等。

■ 牛奶替代品——椰奶、土豆浆、米浆、豆浆、坚果奶等。

■ 大豆替代品——同麸质和奶制品替代品一样。

注意：有些孩子也可能对鸡蛋、玉米和坚果有食物反应。

法因戈尔德和 FAILSAFE 饮食、低水杨酸盐和低酚饮食

> 伊森的情况一直在改善。在过去的一周，在他能够和我进行对话后他会开始提问了。我从没想过能听到他对我说"为什么"和"为什么不呢"。
>
> ——贝亚·沃尔曼，4岁伊森的母亲

水杨酸盐是什么？酚类是什么？

水杨酸盐是一种化学物质，它存在于许多水果、蔬菜和其他植物中，可以保护植物免受虫害。它常会被用于生产阿司匹林等止痛药，以及一些美容产品。

酚类也是一种化学物质，它在苹果、香蕉、浆果、葡萄、番茄、可可、大豆和奶制品中含量很高。水杨酸盐是一种酚类，但并不是所有的酚类都是水杨酸盐。

许多食物中都含有水杨酸盐或者酚类，但要确定食物中水杨酸盐或酚类的含量并不容易，这是因为它的影响因素众多，主要包括以下几个方面：

- 作物生长的气候和地理环境
- 作物的生长方式
- 是否使用杀虫剂、防腐剂或添加剂
- 被检测植物的具体部位
- 新鲜或成熟的程度
- 是否去皮
- 烹饪的方法
- 食物的种类

此外，植物中酚类的浓度可能会改变。例如，受到害虫侵害的水果会比其他水果产生更多的水杨酸盐。另有研究表明，由于暴露在阳光下的时间不同、阳光强度不同，即使是在同一棵树上生长的水果，其不同侧面的酚类浓度都可能存在差异。

对于如何测量水杨酸盐或酚类的含量，目前没有统一的方式。有一种测量方法是测量每100克食物中水杨酸盐的含量，如果其结果大于1/100 000，则被认为是水杨酸盐含量偏高。另一种测量方法是按每一种食物的"一般食用分量"计算。比如，水果的"一般食用分量"通常为数百克，而香草和香料的"一般食用分量"通常小于100克。尽管如此，二者的水杨酸盐含量可能相差不大，因为香草和香料中的水杨酸盐含量较高，这也是为什么需要在临床上研究许多香料使人体产生水杨酸盐反应的原因。

另外，人体对各种食物中的水杨酸盐或酚类的吸收率不同。一些富含水杨酸盐或酚类的食物可能不会引发预期的那么多症状，因为食物中的水杨酸盐和酚类没有很好地被身体吸收。例如，虽然梨比番茄含有更多酚类，但是临床经验表明，番茄更容易引起人体产生与酚类相关的症状，而对梨通常具有较好的耐受性。

什么是法因戈尔德饮食？

法因戈尔德饮食是由本杰明·法因戈尔德创立的，他是医学博士、儿科医生和过敏专家，他认为一些孩子的多动症是由于人体对某些人工添加剂（如色素、香精和防腐剂）和含有水杨酸盐的食物的免疫反应（而非过敏反应）所引发的，因此他建议回避含有这些问题成分的食物和物品。

实行法因戈尔德饮食的目的之一是确定到底是什么导致了孩子的问题行为。它通常包括 2 个阶段，第 1 阶段包括完全回避人工色素、人工香精、某些防腐剂，以及回避自然生成水杨酸盐的食物。第 2 阶段始于孩子的身体有改善之后，这时会重新引入一些食物和物品。通过逐个添加，评估孩子对这些食物和物品的耐受性，确定问题成分。幸运的是大多数人并不会对所有列出的问题食物或成分都有反应。

问题食物或成分是什么？

需回避的食物和物品如下

- 含有水杨酸盐的食物。

- 人工色素（几乎所有食品、药品、牙膏、饮料、维生素、化妆品等都含有人工色素）。

- 人工甜味剂（阿斯巴甜、安赛蜜、甜蜜素、糖精、三氯蔗糖）。

- 人工香精。

- 三种防腐剂：丁基羟基茴香醚（BHA）、二叔丁基对甲酚（BHT）、特丁基对苯二酚（TBHQ）。

- 芳香剂。

哪些食物中含有水杨酸盐？

很多食物都含有水杨酸盐，这些食物可分为高水杨酸盐、中水杨酸盐和低水杨酸盐三类。如前文所述，食物中水杨酸盐的含量因多种因素而导致有差异。因此，尽管我们基于数十年的临床经验，以及大量关于水杨酸盐含量的文章和数据，但如果你在其他地方发现的数据与这里提供的不同也是正常的情况。

食物中水杨酸盐的含量

食物种类	高水杨酸盐食物	中水杨酸盐食物	低水杨酸盐食物
水果	苹果（青苹果）、杏、牛油果、浆果类、哈密瓜、樱桃、椰子、蔓越莓、黑加仑、枣、无花果干、红葡萄、西柚、石榴、柑橘、油桃、橙子、桃子、菠萝、李子（罐头）、西梅、葡萄干、小葡萄（无核）	苹果（乔纳森）、西柚（汁）、猕猴桃、枇杷、荔枝、油桃、梨（带皮）、李子、西瓜	苹果（红地厘蛇果和金地厘蛇果）、香蕉、酸樱桃（罐装）、无花果、绿葡萄、柠檬、芒果、百香果、木瓜、梨（去皮）、柿子、菠萝（汁）、石榴、树番茄(一种新西兰水果）
蔬菜	紫云英、洋蓟、蚕豆、西蓝花、绿辣椒、罐头蟹味菇、菊苣、红辣椒、奶油玉米、西葫芦、黄瓜、茄子、莴苣、小黄瓜，罐头蘑菇、秋葵、绿橄榄、小萝卜、新鲜菠菜、南瓜、白薯、番茄、荸荠、水田芥	芦笋（罐头）、甜菜根（罐头）、白菜、菜心、玉米（罐头）、生菜（透明包心菜除外）、黑橄榄、欧芹、防风草、土豆（红皮）、金色南瓜、豌豆（和豌豆芽）、红薯	芦笋、竹笋、黄豆、豆芽、甜菜根、抱子甘蓝、卷心菜、胡萝卜、菜花、芹菜、韭黄、佛手瓜、玉米、红葱头、四季豆、辣根、青蒜、扁豆、生菜、荷兰豆、蘑菇、洋葱、豌豆（新鲜的或干的）、甜椒（罐头）、土豆（去皮或未去皮白土豆）、菠菜（冷冻）、大豆、球茎甘蓝、番茄、茼蒿、香葱、香菜
坚果和种子	杏仁、夏威夷果、花生、松子、开心果	鲍鱼果、椰蓉、南瓜子、核桃	腰果、榛子、碧根果、花生酱、芝麻、葵花子

食物种类	高水杨酸盐食物	中水杨酸盐食物	低水杨酸盐食物
调味料	多香果、茴香籽、罗勒、辣椒粉、小芹菜、肉桂、丁香、孜然、咖喱粉、茴香、葫芦巴、辣咖喱、姜、肉豆蔻、薄荷、芥末、牛至、辣椒粉、胡椒、迷迭香、鼠尾草、龙蒿、姜黄、百里香、蔬菜酱、红酒醋、白酒醋、苹果醋	肉桂、孜然、牛至、鼠尾草	盐
其他	紫云英蜂蜜、糖蜜	蜂蜜（紫云英蜂蜜除外）	所有谷物（玉米除外）、可可、奶制品、肉类、海鲜、红糖、白糖、枫糖浆

如何实行法因戈尔德饮食？

一种比较常用的方法是首先从饮食中回避食用高水杨酸盐的食物至少4周，同时还要回避人工色素和人工香料。这些回避的食物通常是孩子日常饮食中的常见食物。如果孩子的症状没有明显改善，则要考虑在接下来的2～4周进一步回避含有中、低水杨酸盐的食物。在观察到改善之后，你可以每次重新引入一种食物，持续3～5天观察孩子有无症状出现。这将有助于排除和识别那些引起孩子产生免疫反应的食物。

法因戈尔德饮食对哪些症状可能会有帮助？

从我们的临床经验来看，由水杨酸盐食物引发的最常见症状是多动和过度活跃。此外，富含水杨酸盐的食物和化学物质还可能会导致孩子产生一些负面的行为，如易怒、对立或挑衅行为、注意力不集中、焦虑、情绪波动等。一些对水杨酸盐产生免疫反应的孩子还会出现如鼻塞、哮喘、瘙痒、皮疹、荨麻疹、胃痛和头痛等身体症状。

什么情况下应该为孩子实行法因戈尔德饮食？

我们建议如果观察到孩子具有以下表现，可以尝试法因戈尔德饮食。

- 孩子对含有某些人工添加剂或调味料（如食用色素、味精）的食物有反应。
- 孩子经常出现对酚类物质敏感的症状，但仅回避酚类的效果不大。
- 孩子曾尝试过药物治疗，但效果不佳。
- 孩子曾尝试过无麸质无酪蛋白饮食，但效果不佳。

什么是 FAILSAFE 饮食？

FAILSAFE 饮食是由澳大利亚皇家阿尔弗雷德王子医院的过敏专科医师研发的。他们认为，食物中的谷氨酸盐和生物胺对人体产生的影响与水杨酸盐对人体产生的影响相似，因此，除了采取低水杨酸盐、回避人工添加剂外，也要回避以下成分：

- 大约 50 种人工添加剂，包括色素、增味剂、防腐剂和抗氧化剂（亚硫酸盐、硝酸盐、苯甲酸酯类、吸附剂、对羟基苯甲酸酯类）。
- 存在于许多水果和蔬菜中的水杨酸盐和酚类物质。
- 味精和其他食物来源的谷氨酸盐。
- 食物中的胺类，包括组胺、血清素、多巴胺、苯乙胺、酪胺等，存在于熟成肉和发酵食品（奶酪、巧克力、腊肉）中。
- 芳香剂：添加在香水、清洁产品、有香味的化妆品以及薄荷脑产品中。
- 部分药物，包括解热镇痛药（如阿司匹林）、布洛芬、抗充血药和抗炎药膏。

可以说，以上饮食几乎回避了所有的加工食品、腌制的高蛋白质类食品（火腿、腊肉、野味）以及大部分水果和蔬菜。该饮食还禁止使用含有大量水杨酸盐和其他化学物质的化妆品和香水，因为这些化学物质在对水杨酸盐敏感的个体中会发生交叉反应。除此之外，该饮食还需要回避阿司匹林和 COX II 抑制剂（但可以使用对乙酰氨基酚）。这种饮食里可以食用的食物有新鲜的肉类（非真空包装或非熏制）、鱼、鸡肉、鸡蛋、新鲜奶制品（如果可以耐受酪蛋白）、大部分谷物（如果可以耐受麸质）、去皮土豆、豆类、去皮的梨、胡萝卜、卷心菜和抱子甘蓝等的一些绿色蔬菜。

很显然，这种饮食要求非常严格，即使是特别积极寻求改善孩子症状的家庭也很难坚持下去。在我们看来，这种饮食最适合那些有明显行为问题的孩子。当孩子的问题不能通过其他常规治疗或饮食干预得到改善时，你可以考虑让孩子实行这种饮食一段时间作为试验，以识别出孩子饮食中有问题的食物。

什么是低酚饮食？

如前文所说，酚类物质是一类天然生成的化合物，许多植物中都含有高浓度的酚。由于酚类具有抗氧化性，所以含酚食物对大多数人而言是有益的。富含酚类物质的食物包括苹果、香蕉、浆果、红葡萄、番茄、橘子、可可、大豆和奶制品。相反，酚类物质含量较低、耐受性也较好的水果是梨（去皮）、芒果和瓜类。

对孤独症孩子来说，酚类物质很难代谢，这可能是由于他们体内缺乏代谢酚类物质的酶，或者代谢功能下降，此外，还可能是因为缺乏辅助这种酶高效工作的辅酶因子或营养物质。

下面解释一下辅酶因子的作用。我们知道，酶在人体中有很多作用，其中之一是它可以将一种化学物质转化成另一种化学物质，以便在随后的反应中使用或从体内排出。酶需要某些辅助因子或营养物质来帮助其高效地发挥作用。即使酶的数量足够多，如果缺乏辅助因子，酶的反应也会变得很迟钝。我们可以把通过酶消化的路径比作高速公路。酶没有足够的辅助因子就像高速公路从四车道变成了两车道一样，结果会导致道路出现堵塞。虽然你还是可以到达你要去的目的地，但是需要花费更长的时间。如果能给酶提供所需的辅助因子或营养物质，道路堵塞的问题就会得到解决。

代谢酚类物质的酶叫苯酚磺基转移酶（PST），它存在于肝脏中。除了酚类之外，它还能清除体内来源（新陈代谢）和外部来源（环境化学物质、食物中的某些食品添加剂）的毒素。苯酚磺基转移酶需要的辅酶因子是硫酸盐，但孤独症孩子体内的硫酸盐含量不足，这就导致苯酚磺基转移酶不能高效地代谢酚类，因而酚类物质就会在孤独症孩子体内堆积，导致人体产生各种各样的行为方面的症状。

含有人工色素、香精和高水杨酸盐的食物是加重苯酚磺基转移酶系统负荷的主要因素。环境中的化学物质和毒素，尤其是石油的副产品，也会对苯酚磺基转移酶系统造成严重的影响。保障苯酚磺基转移酶系统的正常运转可以提高清除化学物质和毒素的效率。

除了注意避免接触这些问题成分外，还可以为孩子补充硫酸盐，方法是使用泻盐（化学名称为硫酸镁），可以在孩子的洗澡水中添加泻盐。市面上也有几种硫酸镁乳霜，孩子可以通过涂抹来吸收硫酸镁。使用乳霜的优势在于每天可以多涂几次，比每天洗一次澡能够更稳定地为孩子提供硫酸盐。

表明孩子可能对酚类敏感的症状和体征如下。

- 无明显原因地出现间歇性的脸颊或耳朵发红。
- 多动。
- 愚笨或无原因大笑。
- 频繁夜醒，特别是夜间醒来时不寻常地笑。
- 愤怒或攻击性强。
- 夜间大汗。
- 执行功能波动大。

实行低酚饮食的初期阶段应回避以下食物。

- 人工色素。
- 香精。
- 防腐剂。
- 苹果、香蕉、浆果、橘子、红葡萄、葡萄干和番茄等。
- 巧克力和可可。
- 动物奶制品。
- 大豆。

耐受性最好的水果包括梨（去皮）、芒果和瓜类，可以用这些水果替代上述问题水果。

酚类主要包括三大类：水杨酸盐类、胺类和谷氨酸盐类。

- 水杨酸盐类：包括阿司匹林和其他水杨酸盐类药物，还有富含水杨酸盐的食品。

- 胺类：饮食中的胺来自食物中蛋白质的分解。胺的含量会随肉、鱼、奶酪的腌制时间增加和水果日益成熟而不断增加。血管活性胺（多巴胺、组胺、苯乙胺、血清素、酪胺）是存在于食物中的神经递质。众所周知，富含血管活性胺的食物是导致偏头痛的诱因。

- 谷氨酸盐类：谷氨酸盐是一种兴奋性神经递质，会影响大脑功能。游离的谷氨酸盐对许多人来说是有害的，过量的谷氨酸盐会引起偏头痛并导致多动症。

如果已经在饮食中回避了最常见的酚类物质，而症状并没有改善的话，可以考虑回避更多的含酚食物，如含有水杨酸盐、胺类、谷氨酸盐的食物。

注意：尽管不同品种的苹果和葡萄的水杨酸盐浓度不同，比如，总的来说红葡萄的酚类含量比绿葡萄高，但由于它们都含有大量的酚类物质，所以实行低酚饮食时都应回避。另外，尽管可可的水杨酸盐含量很低，但由于它含有大量的酚类物质，所以在低酚饮食中仍应回避。

低酚饮食应回避的高酚类食物

水杨酸盐的来源	胺的来源	游离谷氨酸盐的来源
人工添加剂：着色剂、增味剂和防腐剂	熟成肉	**谷氨酸钠（味精）的来源：**
	杏仁粉	自溶酵母、酵母提取物
苹果（汁）	牛油果（成熟）	高汤
浆果类：黑莓、黑加仑、蓝莓、野樱桃、接骨木、树莓、草莓、香蕉	香蕉（成熟）	酪蛋白酸钙
	浆果	卡拉胶
	高汤	柠檬酸
豆类：黑豆和白豆	蚕豆	玉米淀粉
芹菜籽	鱼罐头	玉米糖浆
樱桃	奶酪（熟成）	调味料
黑巧克力（可可粉）	樱桃	明胶
洋蓟头	巧克力	麦芽糊精
蜂蜜	柑橘类水果	奶粉
葡萄（特别是红葡萄）	椰子粉和椰奶	改性淀粉食物

水杨酸盐的来源	胺的来源	游离谷氨酸盐的来源
奶制品（动物来源）	茄子	谷氨酸钾
坚果类：杏仁、榛子、碧根果、	蟹肉棒/鱼肉糜	果胶
核桃、橄榄	水果味酸奶	大豆蛋白
橙子（汁）	葡萄	酱油
李子	鹰嘴豆泥	组织蛋白
葡萄干	猕猴桃	乳清分离蛋白
调味品：丁香、干薄荷、八角	蘑菇	**天然游离谷氨酸盐的来源：**
大豆	坚果：大多数坚果和种子	陈年的熟腌制食品
菠菜	油：杏仁油、牛油果油、椰	骨头汤
茶叶：红茶、绿茶	子油、特级初榨橄榄油、芝	高汤
番茄	麻油、核桃油	蚕豆
	橄榄	西蓝花
	百香果	酪蛋白
	酸菜	熟食肉类
	菠萝	水果干
	李子	鱼酱
	泡菜	麸质
	大豆	葡萄汁
	菠菜	麦芽
	番茄	蘑菇
	蔬菜汁（汤）	豌豆
		大豆蛋白
		酱油
		菠菜
		番茄（成熟）

注：加粗的部分需要特别注意。

在进行饮食干预时，应该选择哪种饮食并按照什么顺序进行呢？

我们建议首先尝试低酚饮食，因为它是上述饮食中限制最少的一种饮食。如果酚类物质对孩子是有害的，那么，回避问题成分，并提供足够的硫酸盐的效果通常是迅速而显著的。

如果回避高酚类物质没有效果或者效果不明显，就可以再回避其他高水杨酸盐食物。如果你想遵循更严格的饮食，可以再回避中水杨酸盐和低水杨酸盐食物。

一旦开始饮食干预后，每隔 3 ～ 5 天可以依次引入一种新的食物，以便确定哪些食物或成分是有问题的。对于含酚食物来说，如果孩子对一种高酚食物敏感，那么他可能对其他高酚食物也存在敏感问题。在这种情况下，孩子就需要回避大多数高酚食物，直至负责清除酚类的苯酚磺基转移酶系统能正常运转。对水杨酸盐有反应的孩子不太会对所有含水杨酸盐的食物有反应，所以开始饮食干预后是能够识别出对孩子而言有问题的特定食物或成分的。

还能做些什么？

许多营养物质都可以保障苯酚磺基转移酶的活性，其中最重要的是硫酸盐、维生素 B_6 和镁。由于维生素 B_6 与其他 B 族维生素相互依赖，所以服用可以提供 B 族维生素和其他支持性营养素且不含酚的复合维生素的矿物质补充剂也很有帮助。如前文所述，泻盐浴和硫酸镁乳霜也是补充硫酸盐的优质来源。此外，摄入一些含硫的营养素也会对孩子有帮助。那些对酚类物质有严重反应的孩子可以服用酚类靶向酶，这种酶可以在营养品专卖店买到。为了给你的孩子提供最合适的治疗方案，我们建议你咨询专业医生。

	建议回避	为什么要进行这种饮食？	这种饮食可能有助于缓解以下症状	建议选择以下食物
第五章 法因戈尔德/低水杨酸盐饮食	• 环境毒素和工业化学品 • 人工添加剂、防腐剂、着色剂、调味料、味精和甜味剂 • 特定的水果和蔬菜（尤其是色彩鲜艳的） • 大多数香料	• 硫酸盐化和解毒效率偏低 • 肠道菌群失衡	• 多动；易怒；对立/反抗；焦虑；情绪波动以及学习问题 • 鼻塞、哮喘、瘙痒、皮疹、荨麻疹、胃痛和头痛	• 谷物类、肉类、鱼类、蛋类和奶制品
第五章 FAILSAFE/低水杨酸盐饮食	• 人工添加剂，包括人工色素、香料、防腐剂和抗氧化剂 • 芳香剂：香水、清洁产品、带香味的化妆品、薄荷脑 • 部分药物：解热镇痛药（如阿司匹林）、布洛芬、抗充血药和抗炎药膏 • 谷氨酸盐（味精），和其他含谷氨酸盐的食品 • 熟成食品和发酵食品 • 所有加工食品 • 含水杨酸盐和酚类的水果和蔬菜	• 硫酸盐化和解毒效率偏低 • 肠道菌群失衡 • 人体对化学物质敏感	• 对"应回避"清单上的食物或成分有反应 • 脸颊红/耳朵红；多动；蠢笨；攻击性强；倒退；爱发脾气；睡眠不好 • 盗汗；头痛；嗜睡；黑眼圈 • 行为问题（对立、发脾气、情绪波动）；学习问题	• 新鲜的肉类、鸡肉、鱼、鸡蛋、新鲜奶制品（如果可以耐受酪蛋白）、谷物（如果可以耐受麸质）、去皮土豆、豆类、胡萝卜、去皮的梨、绿色蔬菜（部分）
第五章 低酚饮食	• 环境毒素、工业化学品、人工色素、调味料、防腐剂 • 含水杨酸盐的药物 • 主要回避：水果（苹果、香蕉、浆果、葡萄干、红葡萄和番茄）、巧克力、可可动物奶制品和大豆 • 如果改善不明显，尽量避免多摄入酚类食物，如水杨酸盐、胺类和谷氨酸盐的食物 • 详见本章第87~88页的内容	• 负责硫酸盐化和解毒所必需的苯酚磺基转移酶系统有缺陷 • 肠道菌群失衡 • 摄入较多含硫食物	• 脸颊红/耳朵红；多动；蠢笨；攻击性强；退步；易怒；睡眠差 • 盗汗；头痛；嗜睡；黑眼圈 • 行为和学习问题；对立和情绪波动	• 低酚高硫食品：肉类、家禽、海鲜、蛋类；大蒜、洋葱、韭菜、西蓝花和卷心菜 • 谷物（除了黑麦和小麦）；豆类（黑豆和白豆） • 水果：梨（去皮）、芒果、瓜类 • 蔬菜：豆芽、抱子甘蓝、芹菜、甜菜、茼蒿 • 坚果：大多数坚果（杏仁、榛子和核桃除外） • 调味料：肉桂、咖喱、莳萝、茴香、姜、芥末、牛至、胡椒、迷迭香、鼠尾草、百里香、姜黄

第六章

特定碳水化合物饮食和肠道与心理综合征饮食

> 坚持进行饮食干预非常困难，但远不如和一个重度孤独症孩子生活在一起困难。
>
> ——一位孤独症孩子的母亲

我儿子已经坚持进行了一年的特定碳水化合物饮食，这意味着他不能（现在仍然不能）摄入任何淀粉、蔗糖或乳糖。参观完航空航天博物馆后，我们走进了美食广场，我把做好的火鸡汉堡和杏仁饼干拿出来。不幸的是我们要和几百个没有自带食物的人一起吃饭，这意味着我儿子只能眼巴巴地看着其他孩子吃他最喜欢的食物之———炸薯条。当他提出要吃炸薯条时，我没有详细跟他解释为什么不能吃炸薯条，而是让他吃了一些。我认为经过一年的饮食干预，他应该可以开始慢慢尝试食用他以前不能吃的食物了，以便看他身体能不能接受这些食物。所以，我给他吃了炸薯条，之后我发现他可能还食用了麸质，因为我怀疑炸薯条的油可能被商家用来炸过裹面糊的食物，这对我儿子非常不利。后来，我意识到了自己的错误：我的儿子不能食用大多数孩子都能食用的食物。一想到这些，我就很生气。作为父母，我觉得自己被剥夺了拥有一个正常孩子的权利，我的孩子不能拥有大多数孩子所拥有的东西。

——凯瑟琳·斯考特，引自《与灾难调情》

什么是特定碳水化合物饮食？

如前文所述，许多多动症和孤独症孩子的肠道都存在损伤。当产生消化酶的细胞被破坏，帮助人体消化的消化酶就会减少。这种情况主要发生在小肠，因为人体 90% 的消化和吸收都发生在小肠。我们已经讨论了由麸质和奶制品导致的消化问题，但它们并不是人体产生消化问题的全部原因。

特定碳水化合物饮食是由悉尼·哈斯首次提出的，营养生化专家伊莱恩·戈切尔在她的《打破恶性循环——通过饮食改善肠道健康》（*Breaking the Vicious Cycle——Intestinal Health Through Diet*）一书中对特定碳水化合物饮食进行了描述，并对两种基本的碳水化合物进行了区分。这两种碳水化合物如下：

- 单糖，包括果糖、葡萄糖和半乳糖。
- 双糖，包括乳糖、蔗糖、麦芽糖和异麦芽糖。

大多数人对乳糖不耐受很熟悉。乳糖不耐受是由于乳糖酶分泌不足或体内缺乏乳糖酶造成的，乳糖酶是消化牛奶中的乳糖所需的一种酶。如果人体还同时存在双糖消化酶缺乏的话，乳糖不耐受的症状就会变严重，此时对人体的危害也就更大。

特定碳水化合物饮食所基于的原理是简单的碳水化合物（单糖）需要的消化过程最少，吸收良好，不会产生未消化的残留物。而复杂的双糖碳水化合物消化难度大，特别是对那些肠道受损和消化酶不足的人来说更是如此。未消化的双糖会在肠道残留成为肠道"坏细菌"和酵母的食物，导致肠道内出现"污水坑"。这会导致消化不良，以及胀气、痉挛、排便异常、便秘和腹泻等，并最终导致营养吸收问题。双糖不耐受在肠道疾病中很常见，包括克罗恩病、结肠炎、炎性肠病和肠易激综合征。

回避双糖类碳水化合物可以减少在人体内残留成为有害细菌及其有害副产品，增加有益细菌，使破损的肠道黏膜愈合，改善消化和营养吸收状况，这对身体健康有益。

特定碳水化合物饮食中可以选择食用和需要回避的食物有哪些？

特定碳水化合物饮食中唯一可以食用的碳水化合物是单糖。

可选择的食物如下。

- 蜂蜜。
- 大部分蔬菜。
- 大部分水果。
- 大部分非碳水化合物（如脂肪、肉、蛋、鱼、家禽、一些硬奶酪、部分豆类和发酵好的酸奶）。

需要回避的食物如下。

- 砂糖。
- 罐装蔬菜。
- 罐装水果。
- 所有谷物。

我的孩子丹尼尔和露丝正在进行特定碳水化合物饮食和无麸质无酪蛋白饮食。11岁的丹尼尔说："我认为这种饮食帮助我解决了肠道问题。我以前总觉得肠子拧在一起，现在好了。"8岁的露丝说："我现在不再经常胃痛了，我现在喜欢吃菜花和西蓝花。我以前不吃这两种菜。我也比以前更喜欢吃豌豆了。除此之外，这种饮食还改善了我的阅读能力。"
——丹尼尔和露丝的母亲

- 面包。

- 淀粉类食物。

- 加工肉类。

- 牛奶和大多数奶制品（尤其是含有乳糖的奶制品）。

有一些食物在无麸质无酪蛋白饮食中是可以吃的，但在特定碳水化合物饮食中是需要回避的。这些食物包括：

- 谷物：玉米、大米和一些准谷物，如荞麦、藜麦和苋属植物。

- 含淀粉的蔬菜。

- 部分豆类。

- 含双糖类碳水化合物（乳糖、蔗糖、麦芽糖和异麦芽糖）的食物。

不含乳糖的奶酪和发酵好的酸奶不适用于无酪蛋白饮食，但适用于特定碳水化合物饮食。

除了饮食之外，医生还会给患者开一些专门的碳水化合物消化酶，以减轻症状，然而，酶不能抵消因没有遵循特殊饮食而造成的影响。

什么情况下需要实行特定碳水化合物饮食？

特定碳水化合物饮食是一种限制性很强的饮食，如果孩子还需要在此基础上额外回避麸质和酪蛋白的话，那么需要限制的食物就更多了。这对孩子来说极具挑战性，因为通常大多数孩子本身就很挑食。如果孩子有以下情况，我们建议你将特定碳水化合物饮食作为一种辅助治疗方案。

- 有慢性胃肠道疾病的症状（腹胀、腹泻等），且并没有因回避麸质、酪蛋白、乳糖以及补充益生菌而得到改善。

- 肠内酵母菌过度生长，服用益生菌、抗真菌药物、草药或补充剂后，肠内状况并未得到改善。

我的儿子罗柏正在进行无麸质无酪蛋白饮食和特定碳水化合物饮食。虽然我观察到他在实践无麸质无酪蛋白饮食几个月后有了明显的改善，但在他开始进行特定碳水化合物饮食后的第二天，情况发生了惊人的变化。他几乎从床上跳了起来，跑进了我们的房间，他的精力比之前充沛多了。

——一位6岁患有孤独症和唐氏综合征孩子的母亲

- 孩子有炎性肠病病史，如克罗恩病、溃疡性结肠炎或小肠细菌过度生长（SIBO）等。
- 孤独症孩子在接受其他治疗，如特殊教育治疗支持、回避麸质和酪蛋白，以及进行营养补充后，其行为和发育症状仍未得到改善。

肠道与心理综合征饮食

肠道与心理综合征饮食是对特定碳水化合物饮食的修正和扩充，由娜塔莎·坎贝尔-麦克布莱德博士首次提出。麦克布莱德博士将肠道与心理综合征饮食分为3个方案：营养方案、补充剂方案和解毒方案。

营养方案包括回避特定碳水化合物饮食所回避的相同食物，同时，还需回避奶制品和酪蛋白。此外，肠道与心理综合征饮食还强调了食用自制肉汤和发酵蔬菜的重要性。具体操作方案比较复杂，建议读者参考麦克布莱德博士的书《肠胃与心理综合征》（*Gut and Psychology Syndrome*）书中针对那些有严重肠胃问题（如严重腹泻、便秘或炎性肠病）的人推荐了"肠道与心理综合征入门饮食"，共分6个阶段实施，第一阶段从自制的肉汤或鱼汤开始。她还推荐富含益生菌的食物，如开菲尔（如果能耐受奶制品）或自制的泡菜。第二阶段是加入生的有机鸡蛋蛋黄，以及用肉、蔬菜做的炖菜和砂锅菜。发酵鱼和自制酥油也可以纳入饮食中。第三阶段是加入牛油果、炒蛋和自制煎饼（由坚果酱、鸡蛋和南瓜制成）。第四阶段是加入其他肉类（只能是烤或煎的肉）、冷榨橄榄油、鲜榨果汁，以及用坚果粉做的自制面包。第五阶段可以把煮熟的苹果做成苹果泥食用，还可以加入生蔬菜。第六阶段是加入去皮的生水果，以及蛋糕和其他该饮食中允许食用的甜食。

在完成"肠道与心理综合征入门饮食"且大便正常后，还可以尝试"肠道与心理综合征完全饮食"。"肠道与心理综合征完全饮食"的食物主要包括新鲜的肉类、动物脂肪、鱼、贝类、新鲜有机鸡蛋、发酵食品和蔬菜。由坚果粉制成的烘焙食品在治疗过程中要适量食用。

补充剂方案包括为孩子补充益生菌、必需脂肪酸、鱼肝油、维生素 A、消化酶、维生素和矿物质。这里只提供基本的指导方针，最佳的治疗方案和个体化建议请咨询专业人员。

解毒方案的重点是支持身体的自然解毒过程，通过限制接触化学品和毒素以减少人体总的毒素量。对于那些有严重胃肠道问题和需要"肠道与心理综合征入门饮食"的孩子，我们建议咨询熟悉这种饮食的专业人员，以保证足够、安全的营养支持。对于没有严重肠道问题的孩子，可以直接进行"肠道与心理综合征完全饮食"。

特定碳水化合物饮食

双糖种类	来源	水解后	缺乏酶
乳糖	奶制品	葡萄糖和半乳糖	乳糖酶
蔗糖	糖	葡萄糖和果糖	蔗糖酶
麦芽糖	淀粉	两个葡萄糖	麦芽糖酶
异麦芽糖	淀粉	两个葡萄糖	异麦芽糖酶

食物类别	需回避的食物	可以食用的食物
动物蛋白质	腌制肉类 加工肉类 肉类及海鲜罐头 添加香精的明胶 奶制品（大多数）	家禽、肉类、海鲜 无添加明胶 鸡蛋 酸奶（充分发酵或自制） 硬质奶酪
植物蛋白质	豆芽 鹰嘴豆、蚕豆、大豆、荷兰豆 加工过的坚果 用豆子和种子磨的粉类	棉豆 杏仁、板栗、椰子、榛子、开心果、核桃 坚果酱（不加糖） 坚果粉
蔬菜	蔬菜罐头（不添加糖的有机蔬菜罐头除外） 大蒜粉、洋葱粉 洋蓟、土豆、红薯、山药、荸荠	芦笋、甜菜、西蓝花、抱子甘蓝、卷心菜、胡萝卜、菜花、芹菜、黄瓜、茄子、大蒜、羽衣甘蓝、生菜、蘑菇、橄榄、洋葱、欧芹、豌豆、甜椒、南瓜、菠菜、番茄、水田芥、西葫芦

食物类别	需回避的食物	可以食用的食物
水果	水果罐头 水果干 芭蕉	苹果、牛油果、杏、香蕉、樱桃、枣、椰子、葡萄、猕猴桃、柠檬、青柠、芒果、甜瓜、橙子、木瓜、桃子、梨、李子、柑橘
谷物	所有的谷物	坚果粉
糖	所有人工甜味剂 糖果、巧克力 玉米糖浆 枫糖浆、糖蜜、黑糖 糖醇、三氯蔗糖	一些蜂蜜
其他	瓜尔胶、黄原胶 油炸食品 蛋黄酱、人造黄油 玉米油、大豆油 购买的番茄酱 酱油、日本酱油 玉米淀粉、木薯淀粉 市面上的香醋	膳食纤维 自制的蛋黄酱 牛油果油、菜籽油、椰子油、橄榄油、红花籽油 番茄酱（自制） 橄榄 香醋（自制）
饮料	苏打水、果汁 豆浆 酒精（大多数）	水、咖啡 茶、稀释纯果汁（果汁与水的比例为1：2） 坚果奶、苹果醋

还有什么可能会有帮助？

补充剂必须符合特定碳水化合物饮食的标准。益生菌和生物素是改善肠道菌群的关键。许多人服用双糖酶之后消化功能都得到了改善。其他补充剂通常还包括 ω–3 脂肪酸、维生素 B_{12} 和抗真菌草药。

特定碳水化合物饮食和肠道与心理综合征饮食

特定碳水化合物饮食应回避：

- 所有双糖（乳糖、蔗糖、麦芽糖和异麦芽糖）；所有谷物和准谷物（荞麦、藜麦和苋属植物）；部分豆类、坚果、淀粉类蔬菜和大多数奶制品。

肠道与心理综合征饮食应回避：

- 特定碳水化合物饮食应回避的所有食物。
- 奶制品。
- 酪蛋白。

什么情况下需要进行特定碳水化合物饮食？

- 缺乏消化双糖的双糖酶（乳糖酶、蔗糖酶、麦芽糖酶、异麦芽糖酶）；肠道渗漏；消化问题和肠道问题；小肠细菌过度生长。

什么情况下需要进行肠道与心理综合征饮食？

- 炎性肠病。
- 肠易激综合征。

这两种饮食干预可能会改善以下症状：

- 持续打嗝、放屁、抽筋、便秘、腹泻、乳糜泻、憩室炎。

特定碳水化合物饮食可以选择的食物。

- 蛋白质，如海鲜、肉类、蛋类和一些硬质奶酪。
- 蔬菜，如芦笋、甜菜、胡萝卜、欧芹、南瓜、番茄和水田芥。
- 水果，如苹果、杏、牛油果、香蕉、樱桃、橘子、枣、葡萄、木瓜、桃子、梨、李子、柠檬、椰子、猕猴桃、芒果、甜瓜。
- 可以吃单一的香料，但要回避香料混合物。

肠道与心理综合征饮食在特定碳水化合物饮食的基础上还可以选择。

- 自制的肉汤。
- 发酵蔬菜。

第七章

抗酵母菌（抗念珠菌）
饮食

肠道菌群失衡和酵母菌在肠道内过度生长的潜在问题

如前文所述,肠道是数万亿个细菌的家园。肠道内有一些酵母菌存在是正常的,由于肠道内还存在大量益生菌,酵母菌的数量也会因此受到限制。但当这种平衡被打破时,酵母菌就会大量繁殖。其中,白色念珠菌是最常见的一种酵母菌,所以这种饮食有时也被称为"抗念珠菌"饮食。事实上,除了白色念珠菌之外,肠道内还存在其他酵母菌,但它们几乎不会对人体产生危害。酵母菌产生的化学物质会刺激肠道黏膜,如果酵母菌过度生长就会改变肠壁的通透性,从而引发"肠漏"。如果酵母菌产生的毒素由于肠漏而渗到血液中,它们可能会随血液流入大脑中,从而干扰大脑功能。其中一些酵母菌代谢物(如酒石酸)与细胞线粒体柠檬酸循环中的化学物质结构相似,细胞线粒体柠檬酸循环又与人体细胞的能量代谢密切相关。所以,酵母菌代谢物具备的这种"分子模拟"有可能干扰柠檬酸原有循环的正常功能。此外,酵母菌产生的化学物质也可能引发肠道黏膜炎症。一般认为,胃肠道炎症是引发身体其他部位(包括大脑)炎症的诱因之一。

导致肠道内酵母菌过度生长的原因是什么?

导致肠道内酵母菌过度生长的第一个原因是滥用抗生素。我们支持抗生素的使用,因为使用抗生素是许多传染病的必要治疗手段。然而,抗生素不仅会消灭那些引起人体感染的病原体,当它们通过肠道时也会杀死肠道内的益生菌。为了保持理想的肠道菌群平衡,服用抗生素的同时补充益生菌是很重要的。

第二个造成肠道菌群失衡的一个常见原因是膳食纤维摄入不足。肠道益生菌的食物是膳食纤维。没有足够的膳食纤维,它们会逐渐死亡,导致菌群失衡。此外,第三个饮食因素是糖分摄入过多,这也会造成肠道菌群失衡。糖通常被认为是酵母菌的"饲料"。

有什么迹象和症状表明孩子存在与酵母菌有关的问题呢?

酵母菌导致的症状和体征包括:

- 尿布疹

- 鹅口疮（舌头或口腔黏膜感染酵母菌）

- 肛门周围有红色的圆形环

- 直肠或阴道发痒

- 腹胀

- 大便松散或有异味

- 格外喜欢吃糖

- 皮疹

- 恶心

- 头痛

- 乏力

- 头晕

值得注意的是，肠道酵母菌过度生长而不伴有任何明显的外部生理症状是很常见的。有时，行为症状是判断孩子是否存在酵母菌过度生长问题的唯一线索。

- 愚笨

- 无原因大笑

- 注意力不集中

- "脑雾"

- 易怒

- 情绪波动

在什么情况下应该考虑抗酵母菌饮食？

我们认为抗酵母菌饮食不宜用于孤独症或多动症的饮食干预中。因为当它与其他特殊饮食结合使用时，孩子的饮食选择会变得非常受限。我们都知道在大多数孩子的饮食中，限制糖的摄入量对整体健康状况是有好处的。然而，只有在必要的情况下，我们才建议你考虑让孩子严格杜绝糖、高糖水果等。我们通常的做法是首先改变肠道环境，使其不利于酵母菌生存（例如，通过摄入益生菌或发酵食品来改善肠道菌群平衡，用抗真菌药物消灭过量的酵母菌），然后再回避那些含有酵母菌或为酵母菌提供营养的食物。

我们建议在以下情况下可以考虑抗酵母菌饮食：

- 孩子已经尝试了特定碳水化合物饮食，但仍然存在酵母菌过度生长方面的问题。
- 尽管服用了足量的益生菌和抗真菌药物、中草药或补充剂，但肠道酵母菌过度生长及相关行为症状仍然存在。
- 身体症状（如慢性腹泻）依然存在。
- 虽然接受了治疗，但是与酵母菌过度生长相关的行为症状（例如，无原因大笑、注意力不集中）依然存在。

抗酵母菌饮食要回避哪些食物？

抗酵母菌饮食的主要意图是避免摄入高糖食物。含糖食物和促进酵母菌生长的食物如下：

- 所有的糖和甜味剂（甜叶菊除外）。
- 高糖水果：香蕉、枣、葡萄、芒果、葡萄干和成熟水果。虽然水果中的糖是天然糖，但这些糖是酵母菌的食物来源。抗酵母菌饮食初期应该回避大部分甚至全部水果。
- 水果干：把水果晒干的过程会大大增加水果的甜味。脱水过程除去了水果中的大部分水分，浓缩了水果中的天然糖分。
- 果汁和甜蔬菜汁。
- 淀粉类蔬菜：土豆、红薯、山药、玉米、南瓜、甜菜、豌豆和黄豆。
- 含糖量高的加工食品：即使是那些名字听起来很健康的麦片（如格兰诺拉燕麦卷），含糖量也相当高。一定要阅读食物包装上的标签。
- 能量饮料和软饮料。
- 加工过的肉类，如午餐肉和罐头肉，它们通常含有葡萄糖、硝酸盐、硫酸盐和糖。
- 大多数奶制品：除了酥油、黄油、酸乳酒和含益生菌的酸奶外，奶制品往往含有大量的天然糖（乳糖）。
- 添加糖的调味料：烧烤酱、辣根调味品、番茄酱、蛋黄酱、酱油和白醋。许多沙拉酱的含糖量也很高。

- 谷物：大麦、玉米、小米、燕麦、大米、黑麦、高粱、斯佩尔特小麦、甘蔗、蔗糖、原糖、糖蜜、苔麸、小黑麦、小麦和碎小麦。

- 霉变的食物：奶酪、发霉的坚果及坚果酱。霉菌释放的毒素会破坏肠道黏膜，导致酵母菌过度生长。

注意：特定碳水化合物饮食回避了含有复杂碳水化合物的食物，这对于长期存在酵母菌过度生长问题的孩子来说是很有好处的。特定碳水化合物饮食与抗酵母菌饮食有一些相似之处，但也有不同之处。关于特定碳水化合物饮食的详细信息请看第六章。

抗酵母菌饮食可以选择什么食物？

- 不含淀粉的蔬菜：芦笋、小白菜、西蓝花、卷心菜、菜花、抱子甘蓝、芹菜、黄瓜、茄子、茴香、大蒜（生的）、羽衣甘蓝、球茎甘蓝、秋葵、橄榄、洋葱、欧芹、萝卜、芜菁、菠菜、番茄、荸荠、水田芥和西葫芦。

- 低糖水果：柠檬、柚子、苹果、浆果、桃子和梨。

- 有机或草饲的肉类：鸡肉、鸡蛋、牛肉、羊肉、鹿肉和熟食肉。

- 海鲜：鲱鱼、野生三文鱼和沙丁鱼。

- 部分奶制品：黄油和酥油等。

- 坚果和种子：杏仁、椰子、亚麻籽、榛子、南瓜子、葵花子和奇亚籽。

- 香草、香料调味料：苹果醋、罗勒、黑胡椒、桂皮、丁香、莳萝、大蒜、生姜、牛至、辣椒粉、迷迭香、盐、百里香和姜黄。

- 优质脂肪：椰子油（初榨）、亚麻籽油、橄榄油、牛油果油、芝麻油。

- 谷物替代品：藜麦、苋菜、荞麦、杏仁、榛子、椰子、夏威夷果、竹芋和鹰嘴豆。

- 蘑菇：是有益人体免疫系统的真菌，被认为是抗酵母菌的食物。

- 发酵食品：苹果醋、泡菜、发酵蔬菜。它们用益生菌和有益的酵母菌来改善肠道微生物群，防止不好的酵母菌过度生长。朱莉·马修斯是美国国家运动医学会的营养顾问，也是《唤醒治愈孤独症的希望》（*Nourishing Hope for Autism*）一书的作者。她在书中提到，那些检查结果表明其对酵母菌有反应的人可能无法耐受任何发酵食品，所以应该更加小心谨慎。

- 营养酵母菌可以被纳入饮食中，这是因为它跟啤酒酵母和面包酵母不一样。它属于一类已经被灭活的真菌，所以不会导致酵母菌感染或过度生长。当然，每个个体的反应可能会有所差别。
- 摄入足够的水。

糖的替代品有哪些？

我们建议用甜叶菊代替糖。甜叶菊（有机）来自甜叶菊植物，许多甜叶菊含有麦芽糊精或葡萄糖。建议购买前先阅读食品营养标签，以选用一个含量为100%纯甜叶菊的品牌。木糖醇也是一个不错的选择，它的升糖指数很低。木糖醇是一种天然的糖醇。虽然木糖醇对健康有益（减少蛀牙，缓解口腔问题等），但它不能在肠道中被消化，而是会发酵，这会使一些存在酵母菌过度生长问题的孩子产生一个不利的肠道环境。过量摄入木糖醇会引起胀气、腹胀和腹泻的症状。

标签上的有些成分相当于糖

如果产品成分中标有以下字样，则表明产品中含有糖：

成分名称相当于糖			
·大麦麦芽	·右旋糖酐	·高果糖玉米糖浆	·糖蜜
·甜菜糖	·葡聚糖	·蜂蜜	·黑砂糖
·红糖	·糖化麦芽	·糖粉	·粗糖
·奶油糖浆	·淀粉糖化酶	·转化糖	·精致糖浆
·甘蔗汁	·乙基麦芽酚	·乳糖	·大米糖浆
·蔗糖	·果糖	·麦芽	·山梨糖醇
·焦糖	·果汁	·麦芽糊精	·高粱糖浆
·白砂糖	·浓缩果汁	·麦芽糖	·糖（颗粒）
·玉米糖浆	·半乳糖	·麦芽糖浆	·蜜糖
·枣糖	·葡萄糖	·甘露醇	·天然粗糖
·脱水甘蔗汁	·葡萄糖块	·枫糖浆	·黄糖
·黄砂糖			

哪些食物具有抗酵母菌的作用?

椰子油含有月桂酸和辛酸,具有抗真菌的作用。同样具有此功效的是新鲜椰子酸乳酒。橄榄油含有橄榄苦苷,它也有抗真菌的特性。其他有抗酵母菌功效的食物包括大蒜、洋葱和球茎甘蓝。

还有哪些抗酵母菌的有效方法?

在进行这些支持性治疗时,最好能有一位在治疗肠道酵母菌过度生长方面有经验的医生进行指导。

使用益生菌补充剂来为身体提供有益菌,有助于促进肠道菌群的平衡,除了服用适用于特定碳水化合物饮食的益生菌之外,还需要服用适当的消化酶。生物素也是一种重要的 B 族维生素,由于它是由特定的肠道菌群在肠道内产生的,抗生素对肠道菌群的破坏会大大降低生物素的产量。摄入生物素可以维持肠道稳定,减少致病性酵母菌的过度生长。它对全身免疫和维持皮肤屏障的健康都很重要。

以下食品或成分已被证明含有有效的抗酵母菌成分:牛至、没药(一种热带树脂)、薰衣草油、大黄茶、黄芪、橄榄叶、黑胡桃和大蒜汁。

医生可能还会推荐一些抗真菌药物。

为了清除体内的细菌和酵母菌毒素,坚持每天排便也很重要。如果做不到每天排便,可以和你的医生讨论是否需要服用镁和维生素 C。

需要注意的是,一次最好只吃一种新的补充剂或特殊食品,以确定其是否有效果。每个人都是独一无二的,不管你听取了什么样的建议,如果孩子的健康状况持续恶化,请重新调整饮食。身体是不会说谎的!

如果这里描述的抗酵母菌饮食和其他建议对于控制酵母菌过度生长效果不明显,可以阅读一下唐纳·盖茨写的《人体生态饮食》(Body Ecology Diet),这一本书中的饮食干预对可选择的食物范围有更多的限制,还需要以兼容的方式组合食物,以促进消化,保持健康的 pH 来维持身体平衡,帮助排毒,采取适合孩子的个性化饮食。

抗酵母菌（抗念珠菌）饮食

酵母菌是什么？

酵母菌是肠道内的一种正常真菌，白色念珠菌是最常见的酵母菌。一旦酵母菌过度生长，其产生的毒素会对身体造成损害。

抗酵母菌饮食应回避：

- 所有糖和甜味剂（甜叶菊除外）。
- 高糖水果和水果干（香蕉、枣、葡萄、芒果、葡萄干和成熟水果等）。
- 果汁和甜蔬菜汁。
- 淀粉类蔬菜（土豆、山药、玉米、甜菜、豌豆、红薯和黄豆等）。
- 含糖量高的加工食品。
- 能量饮料和软饮料。
- 加工肉。
- 大多数奶制品（尤其是霉变的奶酪）。
- 添加糖的调味料。
- 谷物（小麦、燕麦、大麦、黑麦等）。
- 霉变的食物。

什么情况下需要抗酵母菌饮食？

- 酵母菌因肠道菌群失衡而过度生长。
- 使用抗生素导致肠道内酵母菌过度生长。
- 膳食纤维摄入不足导致肠道内酵母菌过度生长。

饮食可能有助于改善以下症状：

- 腹胀，大便松散或有臭味，格外喜欢吃糖，口臭，恶心，头痛，乏力，头晕。
- 皮疹，鹅口疮，尿布疹，肛门周围有红色的圆形环，直肠和阴道发痒。
- 傻笑或无原因大笑，注意力不集中，"脑雾"，易怒和情绪波动。

抗酵母菌饮食可以选择的食物：

- 不含淀粉的蔬菜。

- 低糖水果。

- 有机或草饲的肉类。

- 健康的海鲜。

- 部分奶制品。

- 坚果和种子。

- 香草和香料调味料。

- 优质脂肪。

- 谷物替代品。

- 蘑菇。

- 发酵食品。

- 营养酵母菌。

- 摄入充足的水。

第八章

低草酸盐饮食

草酸是什么?

草酸是一种有机酸,有 3 种主要来源:饮食、真菌／酵母菌以及人体自身的新陈代谢。大豆制品、菠菜、甜菜、白巧克力、花生、麦麸、茶叶、腰果、山核桃、杏仁和浆果中的草酸盐含量特别高。植物产生草酸是为了保护自己不受感染或不被虫子吃掉。

为什么草酸盐会对身体造成影响?

通常情况下,草酸会在肠道内被细菌代谢,或与粪便中的钙结合,再通过粪便排出体外。但是,当身体摄入的钙不足、肠道菌群失衡或肠道通透性发生改变时,肠道中的草酸就会从肠道渗入血液中。

当血液中的草酸含量较高时,它们会与钙结合形成晶体后沉积在身体组织中,引发严重的疼痛。形成的晶体可能沉积在骨骼、关节、血管、肺和大脑中,也可能形成肾结石。这些晶体可能导致身体组织损伤,也会导致组织发炎。

过量的草酸盐对身体有许多负面影响,包括:

- 形成肾结石。
- 疼痛。
- 炎症。
- 氧化应激。
- 消耗谷胱甘肽,谷胱甘肽是一种强效的抗氧化剂,许多孤独症孩子体内都缺乏这种物质。
- 影响线粒体功能,而线粒体是细胞的能量来源。
- 影响生物素,生物素是一种重要的 B 族维生素。
- 影响硫酸盐化反应,它是解毒作用中的重要环节。

草酸盐问题可能是属于孤独症患者的特殊情况。根据美国大平原实验室(Great Plains Laboratory)威廉姆·肖博士的报告数据,孤独症孩子尿液中的草酸盐含量比正常孩子高很多。

研究表明,一部分孤独症孩子体内生成谷胱甘肽的路径存在异常,而谷胱甘肽在硫酸盐化反应和解毒过程中又起着关键作用。过量的草酸盐会影响谷胱甘肽的生成，并干扰硫酸盐化反应。因此，草酸盐对孤独症患者的负面影响可能会更大。有低甲基化问题的个体可能还会因此出现硫酸化反应缺陷。

哪些因素会导致人体的草酸盐增加或促进草酸盐吸收？

导致人体草酸盐增加或促进草酸盐吸收的因素包括。

- 吃富含草酸的食物。
- 体内硫酸盐不足或代谢草酸盐所必需的硫酸盐化反应受损。
- 肠道内酵母菌过多（尤其是曲霉）。
- 有高草酸盐血症的遗传性疾病。

促进草酸盐吸收的因素包括。

- 饮食中钙的摄入量不足。
- 饮食中硫的摄入量不足。
- 饮食中脂肪摄入过多（缺乏胆盐的情况会导致人体对脂肪酸吸收不良，这些游离脂肪酸会与钙结合，从而减少钙与草酸的结合）。
- 肠道通透性发生改变。
- 缺乏维生素 A。
- 缺乏镁和锌。

草酸盐可能引起哪些症状？

草酸盐可引起多种类型的疼痛，包括如下。

- 尿痛，包括排尿痛或排出肾结石引起的疼痛。
- 生殖器疼痛（尤其是外阴疼痛）。
- 头痛。
- 关节或肌肉疼痛。
- 胃肠疼痛。
- 眼睛疼痛。

哪些情况下可以考虑实行低草酸盐饮食?

如果孩子出现下列症状,在传统医学诊断和治疗后症状没有得到明显改善时,建议实行低草酸盐饮食。

- 排尿时极度疼痛。
- 孩子有戳眼行为(无法用视力丧失或其他明显的眼科原因来解释)。
- 原因不明的自残行为,特别是对于那些非语言行为障碍的孩子。
- 肾结石(草酸钙结石是最常见的肾结石类型)。
- 摄入特定碳水化合物饮食中允许吃的食物后症状或行为恶化(因为坚果粉草酸含量高)。

什么是低草酸盐饮食? 如何能做到呢?

第一步是回避草酸含量高的食物。之后如果有必要,也可以回避草酸含量中等的食物。应该逐渐从饮食中剔除草酸,而不是直接从饮食中完全剔除,否则一些孩子的疼痛或不适的症状会恶化。

哪些食物需要回避?

所有的种子和坚果中草酸的含量都很高。草酸含量特别高的食物包括大豆、菠菜、甜菜、黑巧克力、花生、麦麸、茶叶、腰果、山核桃、杏仁和浆果。详细信息见 112 页内容,其中包括草酸含量非常高和较高的食物,草酸含量非常高的食物用 * 标出。

大多数面粉替代品中的草酸含量都很高,但米粉、椰子粉和南瓜子粉中的草酸并不高。大多数牛奶替代品的草酸含量都很高,如糙米浆、杏仁奶和土豆浆。椰奶和羊奶是比较好的牛奶替代品。

值得注意的是有些食物的草酸含量会因其形式变化而发生改变。例如,有些食物在被蒸过之后草酸含量会较高,但生吃或水煮时草酸含量则较低。番茄酱、沙司和酱汁(罐装)的草酸含量很高,但新鲜番茄中的草酸含量中等。柠檬皮中的草酸含量高,而柠檬和柠檬汁中的草酸含量低。青柠皮中的草酸含量高,而青柠汁的草酸含量低。在一些数据中，西葫芦的草酸含量很高，而在另一些数据中，它的草酸含量很低。我们建议一开始先不要让孩子吃西葫芦，直到确定孩子对它没有反应后再食用。影响草酸含量的其他因素还包括植物的生长季节、土壤中的营养物质以及植物生长的时长。

含草酸的食物

坚果、种子和豆类	谷物	蔬菜	水果	其他
杏仁 *	苋属植物	甜菜 *	黑莓 *	黑巧克力 *
黑豆 *	荞麦 *	西蓝花（蒸）	醋栗	可可粉 *
腰果 *	硬质小麦面粉 *	抱子甘蓝（蒸）*	猕猴桃 *	巧克力奶
榛子 *	卡马特小麦	胡萝卜 *	柠檬皮 *	芝麻油 *
夏威夷果 *	小米 *	芹菜 *	青柠皮 *	肉桂
花生 *	黑麦 *	辣椒	橙子	牛至
花生酱 *	小麦 *	羽衣甘蓝（蒸）	橘皮	黑胡椒
松子 *		蒲公英	柿子	姜黄 *
开心果		秋葵 *	树莓（黑色）*	枣糖
芝麻 *		橄榄 *	树莓（红色）	甜叶菊 *
大豆 *		土豆 *	杨桃 *	茶叶 *
豆奶 *		菠菜 *	枣	番茄酱
芝麻酱 *		红薯 *		酱汁（罐装）
核桃 *		番茄		
		西葫芦		

＊代表该食物中草酸含量非常高。

低草酸盐饮食中可以吃哪些食物？

- 动物制品：肉（腌肉除外）、鱼和奶制品（如果对酪蛋白耐受的话）。
- 水果：苹果、牛油果、樱桃、柑橘、蔓越莓、瓜类（哈密瓜、蜜瓜、西瓜）、无籽葡萄、椰子、桃子和李子。
- 蔬菜：芦笋、菜花、黄瓜、生菜（圆生菜和长叶生菜）、蘑菇、洋葱（黄色和白色）、水萝卜、红甜椒、南瓜（绿色和黄色）、芜菁和荸荠。

- 谷物：大米和大麦。

- 香草和香料：罗勒、芫荽叶、芥末、肉豆蔻、白胡椒、藏红花和龙蒿。

- 种子和豆类：亚麻籽和豌豆。

- 油：黄油和植物油（橄榄油、红花籽油）。

- 调味品：蛋黄酱、醋、盐。

- 巧克力：白巧克力。

- 糖和甜味剂：白糖、枫糖浆、玉米糖浆和蜂蜜。

- 饮料：矿泉水、过滤水、洋甘菊茶、姜汁汽水、苹果汁和苹果酒。

还有什么可能有帮助？

　　每天摄入充足的水和每日有规律地排便对促进体内草酸的代谢很重要。柑橘类果汁也有助于消除草酸带来的影响。餐前 20 分钟服用柠檬酸钙补充剂，对于减少食物中草酸的吸收会有帮助，因为钙与草酸会在肠道内结合，阻止草酸被吸收，从而使草酸以草酸钙的形式从粪便中排出。除此之外，补充额外的矿物质也很重要，如镁和锌，也可以与草酸结合，使其从粪便中排出。益生菌、益生元和生物素补充剂可以提供足够的有益菌来代谢肠道内的草酸。摄入维生素 B_6 也可能有帮助，因为它有助于草酸降解酶。

低草酸盐饮食

什么是草酸？

草酸存在于食物、真菌和酵母菌中，也可以由人体产生。植物产生草酸来防止自身感染和被虫子吃掉。

应回避的食物：

- 坚果、种子和豆类：杏仁、黑豆、腰果、榛子、夏威夷果、花生等。

- 谷物：荞麦、小米、黑麦、小麦等。

- 水果：黑莓、猕猴桃、杨桃、树莓（黑色）等。

- 蔬菜：甜菜、胡萝卜、芹菜、秋葵、土豆、菠菜、红薯等。
- 香料：黑胡椒、肉桂、牛至、姜黄。
- 其他：黑巧克力、芝麻油、甜叶菊、茶叶等。

什么情况下需要实行低草酸盐饮食？

- 当肠道内没有足够的益生菌（微生物群）来代谢草酸，并防止酵母菌过度生长而导致粪钙不足时需实行该饮食干预，因为粪钙不足会影响草酸盐的清除。草酸盐结晶会损伤胃肠道，进入血液，损伤组织，引起炎症和疼痛。

低草酸盐饮食可能对以下症状有帮助：

- 肾结石、泌尿和生殖器疼痛、头痛、关节和肌肉疼痛、消化道炎症、眼睛疼痛、自残行为。
- 草酸盐引起的氧化应激、抗氧化剂谷胱甘肽不足、能量代谢差、生物素不足以及硫酸盐化反应或解毒功能受到干扰。

低草酸盐饮食中可以选择的食物：

- 动物来源的食物（腌肉除外）：牛肉、羊肉、家禽、鸡蛋、鱼及奶制品（如果对酪蛋白耐受的话）。
- 种子和豆类：亚麻籽和豌豆。
- 蔬菜：芦笋、菜花、黄瓜、生菜（圆生菜和长叶生菜）、蘑菇、洋葱（黄色和白色）、水萝卜、红甜椒、南瓜（绿色和黄色）、芜菁和荸荠。
- 水果：苹果、牛油果、樱桃、柑橘、蔓越莓、瓜类（西瓜、哈密瓜、蜜瓜）、葡萄（无籽）、桃子和李子。
- 谷物：大米和大麦。
- 香草和香料：罗勒、芫荽叶、芥末、肉豆蔻、白胡椒、藏红花、龙蒿。
- 油：黄油和植物油（橄榄油、红花油）。
- 调味品：蛋黄酱、醋、盐。
- 甜食和甜味剂：白巧克力、白糖、枫糖浆、玉米糖浆和蜂蜜。
- 饮料：矿泉水和过滤水、洋甘菊茶、姜汁汽水、苹果汁和苹果酒。

第九章

其他有效的饮食干预

抗炎饮食

炎症、免疫和自身免疫

大脑和肠道出现炎症是孤独症的一个标志，也是一个重要的研究方向。有的多动症孩子也存在大脑炎症的问题。

炎症是人体免疫反应的一部分，它是人体在应对损伤、刺激物和病原体时出现的一种重要的生物反应防御机制。它是一种有益的保护性反应，对伤口的愈合至关重要。

当体表有炎症时，相应部位会出现疼痛、发红、肿胀、发热及移动受限的症状；而当体内出现炎症时，只有部分迹象可能会被注意到，如全身疼痛、乏力、消化问题和皮肤问题等。如果被诊断为患有炎性肠病或自身免疫性疾病的话，就意味着体内的炎症正在恶化。

炎症有急性与慢性之分。急性炎症的症状很明显，发病和进展都很迅速，可持续几天到几周不等。慢性炎症就比较棘手了，其发病或迅速或缓慢，可持续数月至数年之久。患有慢性炎症意味着身体的免疫系统出现了异常。造成及加剧这种异常的因素有很多，包括病毒、细菌、真菌、毒素、留在体内的异物、药物、某些食物或食物成分和自身免疫抗体等。其中，自身免疫抗体会攻击人体器官和神经系统等，极大地影响身体功能。在孤独症孩子体内便可以检测出这种抗体，它们会攻击孩子的大脑，从而导致个体的功能改变、认知下降、情绪波动、行为问题加剧和出现自残行为等。这些抗体的产生可能是由前文列出的食物所引起的。此外，肠漏也会加剧孩子体内的炎症。肠漏会使得那些未被完全消化的食物分子进入血液中，通过渗漏的血脑屏障进入大脑，从而引发或加剧大脑炎症。

在孤独症孩子的神经炎症反应中，有"累积效应"和"总负荷"两个概念，这两个概念同样适用于多动症孩子。为什么有些孩子的神经炎症反应很明显，另一些孩子却不受影响呢？答案在于"基因表达的环境修饰"。也就是说，一个人的基因是否会受环境因素影响。环境因素包括饮食、生活方式、毒素接触、药物和心理压力等，环境因素对基因造成的影响从胎儿在子宫里就开始产生了。每个人的遗传基因和自身所受到的环境影响都是独一无二的，同样的环境因素对不同人的影响也不同。有些基因变异会增加孩子对不良环境因素的敏感度，进而引发一系列负面影响。

哪些食物、食物成分和添加剂会引发或加剧炎症？

本书第三章已经详细讨论了对孩子不利的添加剂，其中包括防腐剂、甜味剂、调味剂和着色剂。本章列出的食物都是容易引发炎症的食物。此外，有些食物成分也会引起炎症，如草酸盐、酚类、水杨酸盐、果聚糖、多元醇、凝集素、嘌呤、谷氨酸和胺等。患有自身免疫性疾病或肠漏的孩子会对引发炎症的因素更加敏感，所以应观察孩子的身体反应并相应地调整饮食。

茄科植物

茄科植物包括可食用的茄科蔬菜以及不可食用的花、树和有毒性的草本植物，它们含有一种叫生物碱的天然物质，其中最值得注意的成分为茄碱、辣椒素和尼古丁。大量摄入这些成分会对细胞膜造成破坏，并对线粒体中的钾通道造成损伤，具体损害程度取决于个体差异和摄入量。

所有的茄科蔬菜都有较高的营养密度和抗氧化作用，但它们都含有促炎性的生物碱，有些还含有同样促炎性的酚类或水杨酸盐。除了会引起炎症外，大量摄入生物碱还会刺激胃肠道系统，导致恶心、呕吐和腹泻，此外还可能引起头痛、肌肉炎症和关节炎症。识别这类反应并不容易，因为这些反应通常会在孩子食用这些问题食物几天后才出现。

茄碱主要存在于土豆和番茄中（番茄中含有类似茄碱的番茄碱）。土豆的绿芽及绿叶中的茄碱浓度尤其高；番茄绿叶中的番茄碱浓度也很高，尤其是绿色番茄。

辣椒素是辣椒的活性成分，因其具有抗炎作用而闻名。但是，作为一种生物碱，它也会促进炎症。

尼古丁主要存在于烟草中，茄属蔬菜的各个部位都含有尼古丁。

哪些因素会影响茄科植物中茄碱的浓度？

- 水煮可使茄科植物中的茄碱含量降低 40%~50%。
- 随着植物逐渐成熟，茄碱或番茄碱的含量也会逐渐下降。
- 在烹饪之前应当去掉土豆上的芽及绿色的斑点。
- 日晒会增加土豆中茄碱的含量。可以把土豆储存在避光的抽屉里。避免食用软土豆。

避食茄科植物以减少炎症的方法

- 完全避免茄科植物的摄入是最好的方法。
- 检查所有食物标签。注意半成品食物是否含有土豆淀粉或番茄酱；注意调料是否含有辣椒。如果配料表里有香料，那么这种食物可能含有辣椒粉或胡椒粉。

体内有炎症时应回避的食物

- **土豆**（绿皮、发芽）、番茄（绿色）、茄子、秋葵、红辣椒、醋栗、菇娘果、人参果。
- **其他食物**：蓝莓、枸杞。
- 商业加工食品、被污染的水产品。
- **人工添加剂**：防腐剂、甜味剂、增味剂、人工调味剂、着色剂、兴奋性毒素。
- **部分氢化油**：反式脂肪酸会引发炎症，使细胞膜变硬，干扰必需脂肪酸的代谢，干扰细胞功能、生殖、胎儿发育、脑结构发育、母乳质量、酶的代谢，增加患炎症、免疫紊乱、癌症和孤独症的风险。反式脂肪酸会通过影响大脑结构和功能而增加多动症和孤独症孩子的"总负荷"。
- **糖和高升糖食物**：会影响免疫力，增加患病的"总负荷"。汽水和咖啡因很容易造成血糖升高。
- **麸质谷物**：引发炎症和自身免疫性疾病的主要诱因。对一些孩子来说，所有的谷物，甚至是准谷物（藜麦、荞麦和苋属植物）都可能会引起炎症（麸质谷物的来源和其替代品见第四章）。

- **动物奶制品：**尤其是 A1 牛奶，对许多孩子来说也是引发炎症和自身免疫问题的诱因。有关如何确定奶制品来源及其替代品的详细信息请参阅第四章。

- **大豆：**摄入大豆会出现炎症反应（大豆的来源和其替代品见第四章）。

- **玉米。**

- **坚果：**也是常见的诱因之一。种子类食物则不太会引发问题。

- **豆科植物：**其中含有的凝集素会导致炎症，破坏肠道屏障。通过浸泡、烹饪和发酵，豆科植物中的凝集素会减少。

　　应避食任何可能引起孩子产生食物反应的食物，因为食物反应会引发炎症。请注意，本书中描述的大多数食物诱因（如麸质、酪蛋白、大豆、坚果、玉米、酚类、草酸盐、水杨酸盐、凝集素和嘌呤）都具有促炎作用。即使含有以上成分的食品被列为健康食品，如果孩子出现了明显的食物反应，也有必要回避该食品。回避食物前要确保孩子的食物反应是食物本身而非添加剂或污染物引起的。

有利于减少体内炎症的食物

- **部分油类：**橄榄油、牛油果油、鱼油和磷虾油。
- **有机或草饲肉类：**家禽、羊肉、猪肉、鹿肉、鸡蛋和牛肉。
- 用食草动物煮的骨头汤。
- **无污染的海鲜或低毒素海鲜：**三文鱼、鲭鱼、鳟鱼、鲱鱼和沙丁鱼。
- 大米。
- A2 牛奶。
- **非茄科蔬菜：**大蒜、洋葱、韭菜、红薯和南瓜。
- 水果。

以下方法可以减轻问题食物对体内炎症的影响

- 用水或高压蒸、煮。
- 发酵。

- 使豆类发芽。

- 水果去皮、去籽。

- 蔬菜去皮、去籽。

还能做些什么？

可以多摄入富含 ω-3 脂肪酸的水产品。还可以补充益生菌和生物素来支持健康的微生物群，补充营养素来保护肠道屏障，以及根据孩子自身的营养需求来补充特定的营养物质。

抗炎饮食

什么是炎症？

炎症分为急性炎症和慢性炎症。急性炎症的症状很明显，发病和进展都很迅速，可持续几天至几周。慢性炎症发展迅速或缓慢，可持续数月至数年。导致慢性炎症的诱因包括病原体、毒素、异物、食物、食物成分、反式脂肪酸和自体免疫抗体。植物性食物比肉制品含有更多的致炎症成分。含有生物碱和凝集素的植物是最容易引起炎症的食物。此外，草酸盐、酚类、水杨酸盐、果聚糖、多元醇、植酸、嘌呤、谷氨酸和胺也会引起炎症。每个孩子对这些食物成分的反应都不同。

应回避的食物。

- 茄科植物，以及含有茄碱、番茄碱等生物碱的食物：土豆、番茄、茄子、秋葵、醋栗、红辣椒、蓝莓、枸杞。

- 富含凝集素的食物：黄豆、大豆、豌豆、扁豆、花生、玉米、坚果、种子、南瓜、谷物、部分水果以及海鲜。

- 富含凝集素的香料：多香果、葛缕子、豆蔻、杜松子、马郁兰、肉豆蔻、薄荷、白胡椒、花椒和香草。

- 加工食品、人工添加剂、反式脂肪酸、糖、麸质、A1牛奶。如果有改善，可以进一步回避其他致炎症成分：草酸盐、酚类、谷氨酸、植酸、嘌呤和水杨酸盐。

为什么要进行这种饮食干预？

肠道和大脑存在慢性炎症是孤独症孩子的一个显著标志，也是多动症孩子中的常见问题。造成慢性炎症的因素还包括肠漏和血脑屏障渗漏。在孤独症孩子中，母体针对胎儿产生的抗体也可能导致炎症。去除孩子饮食中的致炎症食物可以减少炎症、促进孩子康复。

可能有助于缓解的症状：

消化问题、肠漏、脑炎、认知功能差、自残、情绪障碍、关节和肌肉疼痛。

建议选择的食物：

- 有机、营养丰富的食物和健康油脂（橄榄油、牛油果油、椰子油、ω-3 鱼油和磷虾油）。
- 畜牧动物源食品（肉类、家禽、蛋类）。
- 高品质、无污染的海鲜（三文鱼和沙丁鱼）。

在正在进行的其他饮食干预的基础上，还可以纳入以下可耐受的食物：

谷物（完全煮烂）、芦笋、牛油果、白菜、西蓝花、抱子甘蓝、胡萝卜、菜花、芹菜、大蒜、韭菜、洋葱、蘑菇、橄榄、南瓜、红薯、苹果、浆果（部分）、柑橘类（去皮）、香菜、罗勒、月桂叶、肉桂、丁香、迷迭香、藏红花、百里香、姜黄。

低发漫饮食

什么是发漫成分？

发漫成分（FODMAP）是一种短链碳水化合物，如果未被完全消化则会在肠道中发酵，对消化系统造成负担。许多天然食品和人工添加剂中都含有发漫成分。低发漫饮食是一种高度限制性的饮食，需要孩子暂时回避含有发漫成分的食物，同时摄入营养补充剂，使消化道恢复到最佳的健康状态，以维持整体健康。

以下是对发漫成分名称的具体解释。

Fermentable（可发酵的）：未消化的碳水化合物（寡糖、二糖、单糖和多元醇）被肠道细菌发酵并产生气体，可引起胃肠道症状。

Oligosaccharides（寡糖）：包括果聚糖、低聚果糖和低聚半乳糖。

Disaccharides（二糖）：包括乳糖和其他低果糖双糖（棕榈糖）。

Monosaccharides（单糖）：果糖。

And：表示"和"。

Polyols（多元醇）：包括山梨醇、甘露醇、木糖醇、异麦芽糖醇。

哪些食物富含发漫成分呢？

寡糖：菊粉、大麦、黑麦、小麦、青葱、葱白、洋葱、韭菜、大蒜、洋蓟、鹰嘴豆、芸豆。

二糖：未熟成的软奶酪、酸奶、奶粉、炼乳、奶制品甜点、蛋奶沙司、冰激凌和牛奶。

单糖：高果糖玉米糖浆、西瓜、梨、芒果、苹果和蜂蜜。

多元醇：蘑菇、李子、梨、油桃、杏、苹果、糖醇（异麦芽糖醇、麦芽糖醇、木糖醇、甘露醇和山梨醇）、人工甜味剂、口香糖。

发漫成分如何影响消化系统健康？

这些碳水化合物如果没有被完全消化，会在大肠的下段进行发酵，将水分子吸收到肠道内，并产生二氧化碳、甲烷和氢气。这将会导致肠道扩张，进而引起腹胀。有害的肠道细菌会利用这种肠道环境，与发漫成分相互作用，引发人体产生腹胀和腹痛的症状。

低发漫饮食会对哪些症状有帮助？

- 在吃完正餐和零食后孩子常出现胃肠道症状。典型的症状包括腹胀、打嗝、放屁、痉挛、腹泻、便秘、粪便中有未消化的食物残渣，以及肠鸣音异常等。

- 胃肠动力出现问题。胃排空延迟（胃瘫）导致餐后产生强烈的饱足感远远超出了实际进食量。

- 胃排空频率增加。该问题会造成以下症状：饱胀感、腹部绞痛或疼痛、恶心或呕吐、严重腹泻、出汗、面红、头晕、心跳加速。肠易激综合征（IBS）。

- 功能性胃肠疾病。炎性肠病（IBD）是消化道的慢性炎症，其中以溃疡性结肠炎和克罗恩病最为常见。

- 小肠细菌过度生长（SIBO）。导致易患此病的因素包括肠道感染、慢性抗酸剂的使用、免疫缺陷综合征、腹腔疾病、胃瘫和衰老。

- 自身免疫性疾病。

- 慢性偏头痛。

- 湿疹。

应回避和摄入的食物

蔬菜和豆类

- **高发漫**：芦笋、洋蓟、黑豆、扁豆、芸豆、大豆、甜菜、白菜、西蓝花、抱子甘蓝、菜花、茴香、大蒜、洋姜、韭菜、蘑菇、洋葱、皱叶甘蓝、葱白、雪豆、豌豆。

- **低发漫**：紫云英、洋蓟心、芝麻菜、竹笋、豆芽、甜椒、卷心菜、胡萝卜、芹菜、鹰嘴豆（最多60克）、玉米（最多80克）、黄瓜、茄子、莴苣、姜、羽衣甘蓝、生菜、豆类（大部分）、橄榄、防风草、土豆、南瓜、葱（绿色部分）、小南瓜、红薯、萝卜、山药、西葫芦。

水果

- **高发漫**：苹果、杏、牛油果、香蕉（成熟）、黑莓、樱桃、无花果、芒果、油桃、木瓜干、桃、梨、李子、石榴、葡萄干、水果玉米、西瓜、水果罐头。

- **低发漫**：香蕉（生的）、蓝莓、蔓越莓、树莓、草莓、哈密瓜、柑橘、柠檬、青柠、橙子、橘子、醋栗、葡萄、番石榴、猕猴桃、木瓜、百香果、菠萝。

奶制品和替代品

- **高发漫**：脱脂牛奶、牛奶及奶制品、豆奶、软质奶酪（如白软干酪、奶油奶酪、马斯卡朋干酪和意大利乳清干酪等）。
- **低发漫**：杏仁奶、黄油、酥油、硬质奶酪、椰奶、意式冰激凌、冰沙、无乳糖奶、燕麦奶（最多 30 毫升）、米浆（最多 200 毫升）、豆浆（由大豆蛋白制成）、酸奶油、无糖酸奶。

肉类来源蛋白质及其替代品

- **高发漫**：软骨肉汤、腊肠、香肠、加工肉类、腌制肉类、家禽和海鲜（需检查腌料）。
- **低发漫**：培根、牛肉、骨头汤、冷切肉（火腿和火鸡胸肉）、鸡蛋、白水煮肉（牛肉、鸡肉、羊肉、猪肉）、白水煮海鲜、豆豉、硬质豆腐。

植物来源蛋白质：豆类、坚果和种子

- **高发漫**：鹰嘴豆、红腰豆、扁豆、白豆、菜豆、豌豆、腰果、开心果、杏仁（>20 克）、榛子（>80 克）、松子（>70 克）、南瓜子（>80 克）、芝麻（>72 克）、葵花子（>70 克）。
- **低发漫**：杏仁（最多 20 克）、栗子、椰子、榛子（最多 80 克）、夏威夷果、花生、山核桃（最多 15 克）、松子（最多 70 克）、南瓜子（最多 80 克）、芝麻（最多 72 克）、葵花子（最多 70 克）、核桃。

面包、麦片、谷物和面食

- **高发漫**：大麦、饼干、麸皮、早餐谷物、粗麦粉、什锦麦片、西式煎饼、黑麦、斯佩尔特小麦、面包和意大利面。
- **低发漫**：竹芋、荞麦、薯片、玉米面、无麸质食物、燕麦（最多 40 克）、小麦、藜麦、藜麦片、大米、玉米、大米蛋糕、爆米花、椒盐卷饼、糙米、高粱、木薯、玉米片。

油

- **高发漫**：无。
- **低发漫**：培根油、黄油、椰子油、鱼肝油、鸭油、大蒜油、酥油、猪油、中链甘油三酯（MCT 油）、橄榄油、红棕榈油、鱼油、磷虾油、海藻油、坚果油、牛油果油、杏仁油、琉璃苣油、亚麻籽油、葡萄籽油、南瓜子油、芝麻油、葵花籽油、核桃油。

糖、甜味剂和糖果（请少量摄入！）

- **高发漫**：龙舌兰、果糖、水果糖、高果糖玉米糖浆、蜂蜜、菊糖、异麦芽糖醇、麦芽糖醇、甘露醇、山梨醇、糖蜜、无糖糖果、木糖醇、雪莲果糖浆。
- **低发漫**：甜菜糖、红糖、椰糖、玉米糖浆、黑巧克力、葡萄糖、黄糖浆、纯枫糖、棕榈糖、大米麦芽糖浆、甜叶菊、蔗糖、甘蔗。

调味品

- **高发漫**：果酱（混合浆果）、意大利面酱（以奶油为主）、佐料、酸奶黄瓜酱。
- **低发漫**：所有香料，烧烤酱、酸辣酱、大蒜油、黄糖浆、草莓酱、蛋黄酱、芥末、酱油、番茄酱、醋。

饮料

- **高发漫**：椰子水（235 毫升）、苹果汁、梨汁、芒果汁、含高果糖玉米糖浆的苏打水、茴香茶和花草茶（浓茶）。
- **低发漫**：椰子水（最多 118 毫升）、纯蔓越莓汁、低发漫水果的果汁、花草茶（淡茶）、薄荷茶、水。

　　低发漫饮食有 3 个阶段，应在营养师的指导下进行。

　　第一阶段：坚持 4 ~ 6 周不吃任何高发漫食物。你可以记录孩子吃的所有食物以及改善效果。在第一阶段结束时，你应该和营养师一起回顾记录的内容，并以此为基础来规划下一阶段的饮食。

第二阶段：逐步重新引入在第一阶段回避的高发漫食物。每个孩子可以耐受的食物种类和数量将根据孩子自身情况而定。重新引入过程可最大限度地增加孩子日常饮食的多样性，同时尽量减少孩子的胃肠道症状。

第三阶段：建立长期个性化的低发漫饮食。选择孩子的身体能够耐受的食物，只回避引发症状的小部分食物。记住，你的目标是构建一个适合孩子的长期饮食方式。孩子的饮食中可以包括一些可耐受的高发漫食物，不用像第一阶段那样严格回避所有的高发漫食物。

这种饮食比较复杂，有条件的话最好在营养师的监督和指导下进行。莫纳什大学的低发漫饮食网站(www.monashfodmap.com)提供了更详细的信息和食谱，以及一个帮助实行低发漫饮食的应用程序。

补充建议

除了调整孩子的饮食，让孩子服用一些消化和营养补充剂也会有所帮助。建议补充适当的益生菌与生物素，帮助改善孩子的肠道菌群。还可以选择复合维生素及矿物质补充剂、ω-3 脂肪酸和姜黄素，它们将有助于减轻孩子体内的炎症。

低发漫饮食

什么是发漫成分？

发漫成分包括可发酵的寡糖、二糖、单糖和多元醇。低发漫饮食是一种严格回避短链碳水化合物的饮食，如果发漫成分未被完全消化就会在肠道中进行发酵，造成孩子消化困难。天然食品和人工添加剂中都可能含有发漫成分。

建议回避：

- 寡糖：低聚果糖、菊粉、大麦、蒸粗麦粉、黑麦、小麦、大蒜、韭菜、洋葱、洋蓟、芸豆、鹰嘴豆（新鲜）、豌豆、坚果和种子。

- 二糖：软奶酪、酸奶、奶制品甜点、蛋奶沙司、冰激凌和牛奶。
- 单糖：高果糖玉米糖浆、苹果、蜂蜜、芒果、梨和西瓜。
- 多元醇：人工甜味剂、口香糖、苹果、杏、油桃、蘑菇、梨、李子、西梅。
- 其他：加工肉类、熟食肉类、软骨汤、反式脂肪酸、糖类、麸质、玉米和坚果。

为什么要进行这种饮食干预？

低发漫饮食适合那些对多种食物敏感的孩子。人体产生的反应和症状越多，低发漫饮食就越有帮助。

可能有助于缓解的症状：

多重消化状况和症状、肠易激综合征、炎性肠病。

建议选择的食物：

- 有机食品。
- 动物蛋白：放养动物肉、家禽、鸡蛋、骨头汤、肉片、硬奶酪、无乳糖牛奶（如果耐受）、自制无乳糖酸奶和酸奶油、豆腐、豆豉。
- 水产品：无污染水产品（循环水养殖技术）和低毒水产品。
- 牛奶及奶制品的替代品：杏仁、椰子、燕麦、米浆、大米冰激凌和冰糕；所有的脂肪和油；所有动植物来源脂肪，如猪油、牛脂和黄油、酥油、椰子油、鱼油、牛油果油、杏仁油、琉璃苣油、亚麻油、葡萄籽油、火麻油、南瓜油、芝麻油、葵花籽油和核桃油。
- 谷物：燕麦、竹芋、荞麦、小米、玉米、爆米花、藜麦、高粱、木薯、小麦、糙米和大米。
- 豆类：鹰嘴豆罐头、小扁豆，可以每次吃少量的坚果（杏仁、榛子、夏威夷果、花生、碧根果、松子、核桃）和少量的种子（南瓜、芝麻、葵花子）。
- 蔬菜：紫云英、洋蓟心、芝麻菜、竹笋、甜椒、卷心菜、胡萝卜、芹菜、细香葱、佛手瓜、玉米、黄瓜、茄子、青笋、荷兰豆、羽衣甘蓝、生菜、橄榄、土豆、甜菜、葱、南瓜和番茄。
- 水果：香蕉（生的）、浆果、柑橘类（柠檬、青柠、橙子、橘柚、橘子）、蔓越莓汁、黑加仑、葡萄、番石榴、猕猴桃、甜瓜（白兰瓜、哈密瓜）、百香果、木瓜和菠萝。

- 香料和其他：除洋葱和大蒜外的所有香料。

- 糖果：糖浆、枫糖浆、意式冰激凌及除多元醇和人工甜味剂外的所有甜味剂。

- 酱汁：烧烤酱、蛋黄酱、酱油、番茄酱、芥末和醋。

轮换饮食

什么是轮换饮食？

轮换饮食是一种通过有意识地轮流食用某些食物来改变孩子饮食习惯的方法。轮换饮食有助于提高孩子饮食的多样性、营养密度，并达到膳食平衡，这种方法也可用于治疗那些存在多种食物反应的孩子。

轮换饮食中建议回避以下食物：

- 第三章中不建议选择的食物。

- 容易引发食物反应的食物。

- 基于检查和饮食干预准则需要回避的、可疑的问题食物。

轮换饮食可以选择的食物：

- 只引发轻微食物反应的食物。

- 健康、有机、营养丰富的食物（详见第三章）。

一旦开始实行该饮食计划，特定的食物就不能在规定的时间间隔内重复摄入，这个时间间隔可能是 4 天、5 天或 7 天，其中最常使用的是 4 天轮换制。

为什么要进行轮换饮食？

在第一章中，我们讨论了多种食物反应类型，包括食物过敏、食物敏感和食物不耐受。目前还没有一种检查能够识别出个体所有可能存在的潜在反应。即使检测结果呈阴性，还是可能遗漏某种会引发食物反应的食物。之前我们已经讨论了这种潜在的食物反应对人体产生的影响，包括消化问题、肠道菌群失衡、乏力、睡眠障碍、体重变化、皮肤问题、炎症、抑郁、焦虑、行为问题、注意力不集中、学习问题、神经症状，等等，而轮换饮食正是解决这些问题的方法之一。

轮换饮食有助于识别那些常规食物反应检测中没有涵盖的食物不耐受反应，它还可以通过减少问题食物的食用频次来降低发生食物反应的风险。毕竟，每 4 天（或每 5 天、每 7 天）吃一次引起轻微食物反应的食物所产生的负面影响比每天吃多种这类食物小得多。

此外，由于自身存在多种食物反应的人倾向于限制自己的食物选择，久而久之，他们容易营养不足。轮换饮食可以增加摄入的食物品种，因此有助于改善个体的营养摄入情况。

食物家族是什么？

食物家族是根据生物相似性对食物进行的分组。亲缘关系密切的食物都来自同一物种，并且含有相似的蛋白质。下面为实行轮换饮食的两种方式。

食物家族轮换法：同属一个食物家族的所有食物都可以作为可选项。例如，"禽类日"允许吃各种家禽和蛋，"葫芦日"可以吃各种瓜类等。

食物轮换法：更为严格的一种轮换饮食，24 小时内只能从每个食物家族中选择一种食物。这种食物在当天可以重复食用，但不能在同一天内重复摄入同一食物家族中的其他食物。每 4 天（或每 5 天、每 7 天）对食物家族进行轮换。

下面我们将食物划分为不同的食物种类和食物家族。你会发现，有的食物种类，如水产品，分布在多个食物家族中，这样就不必在某一个食物家族内重复选择。

食物种类	食物家族	具体食物
蛋白质	禽类	鸡、鸭（以及它们的蛋）
	牛类	牛肉、牛肉制品、牛奶和奶制品
	猪类	猪肉、培根、火腿
	羊类	羔羊肉、羊肉和绵羊肉
	野味类	鹿肉
	鱼类	淡水鱼、海鱼
	甲壳类	螃蟹和虾
	豆类	豆腐
蔬菜	藻类	红藻、海带
	菊科	洋蓟、苦菊、菊苣、菊芋、生菜和甜叶菊
	真菌类	蘑菇、松露
	甜菜属	甜菜、甜菜根、叶用甜菜
	葫芦属	冬瓜、黄瓜、西葫芦、南瓜、角瓜
	豆属	荷兰豆和豌豆
	百合属	芦笋、香葱、大蒜、韭菜和洋葱
	锦葵属	秋葵
	番薯属	红薯、山药
	芥属	西蓝花、抱子甘蓝、卷心菜、菜花、绿叶菜、羽衣甘蓝、芥菜、萝卜、水萝卜和西洋菜
	茄科	青椒、茄子、辣椒、土豆和番茄
	欧芹	胡萝卜、芹菜、茴香、欧芹、防风草
	莎草	荸荠
水果	猕猴桃科	猕猴桃
	香蕉科	香蕉
	腰形果	芒果
	柑橘	柚子、金橘、柠檬、青柠和橙子
	葡萄	葡萄、葡萄干、葡萄酒和葡萄酒醋
	越橘属	蔓越莓、蓝莓
	忍冬属	接骨木果
	鳄梨属	牛油果

食物种类	食物家族	具体食物
水果	桑葚	面包果、无花果
	棕榈	椰子、枣和西米
	木瓜	木瓜
	菠萝	菠萝
	李子	杏、樱桃、苦樱桃、桃子、李子和西梅
	石榴	石榴
	玫瑰浆果	黑莓、树莓和草莓
	蔷薇科	苹果、苹果醋、枇杷、梨和苹果梨
	虎耳草	醋栗、鹅莓
谷物	苋属	苋菜籽、苋菜籽粉
	海芋属	竹芋
	萝科	荞麦粉
	菊科	洋蓟粉
	谷物类	大麦、黑麦、小麦
	禾草类	玉米粉、玉米淀粉、小米、燕麦、爆米花、大米、高粱和野生大米
	豆类	角豆、鹰嘴豆、小扁豆粉、大豆（豆浆/豆腐）、豆芽
	茄属	土豆粉
	大戟属	木薯粉、木薯淀粉
坚果/种子	紫菀属	葵花子
	山毛榉目	栗子
	桦木类	榛子
	腰果类	腰果、开心果
	针叶类	松子
	葫芦属	南瓜子
	天竺麻属	芝麻、芝麻酱
	山龙眼科	夏威夷果
	蔷薇科	杏仁
	西番莲科	巴西果
	胡桃科	白胡桃、核桃

食物种类	食物家族	具体食物
油	紫菀属	葵花籽油
	牛类	黄油、酥油、牛油
	鸟类	鸟类脂肪
	亚麻类	亚麻籽油
	禾草类	玉米油
	豆类	花生油、大豆油
	锦葵属	棉花籽油
	芥类	菜籽油
	橄榄科	橄榄油
	棕榈属	椰子油
	天竺麻属	芝麻油
	蔷薇科	杏仁油
	核桃类	核桃油
调料和香料	紫菀属	洋甘菊、菊苣和龙蒿
	柑橘类	橙花蜜
	真菌类	面包酵母、啤酒酵母
	姜科	小豆蔻、生姜、姜黄
	禾草类	玉米糖、玉米糖浆和大米甜味剂
	月桂属	月桂叶
	樟属	肉桂
	豆类	角豆、紫云英、葫芦巴、蜂蜜、甘草
	茜草属	咖啡
	薄荷类	罗勒、薄荷、牛至、迷迭香、鼠尾草、百里香
	芥类	多香果、丁香、红辣椒、甜椒、芥菜籽
	茄科	辣椒、辣椒粉
	肉豆蔻属	肉豆蔻、肉豆蔻皮
调料和香料	香荚兰属	香草
	欧芹属	葛缕子、芹菜籽、香菜、孜然、莳萝、欧芹
	胡椒属	胡椒、胡椒粉
	蔷薇科	杏仁

实行轮换饮食的注意事项

1. 选择哪种轮换饮食

　　确定你想选择的时间间隔：4 天、5 天或 7 天，最常用的是 4 天一轮换。然后，决定选择哪些食物。我们建议按照食物的科／属进行轮换，这样比轮换单一食物的选择更多。

- 第 1~4 天按照食物的不同科／属进行选择。
- 第 5 天重复第 1 天的食物。

2. 轮换饮食中需要回避哪些食物

　　回避第三章中提到的以下食物：

- 食品添加剂。
- 加工食品。
- 部分氢化油。
- 糖类。
- 被污染的食品和水。

　　注意：如果某一食物家族中有两种以上的食物会让孩子产生明显反应，那么应让孩子回避这个食物家族内的所有食物。

3. 轮换饮食中孩子可以食用哪些食物

- 第三章列出的有机、营养丰富的食物。
- 实验室检测结果显示反应温和的食物。
- 不会引发人体产生食物反应的食物。
- 在选择每天的食物时，可以选择那些同科／属的食物，这样轮换将会更有效、更成功。

4. 具体的食物搭配如下

- 每餐有 3 种不同的食物。

- 每天 3~4 种蛋白质食物，如鱼、动物肉类、家禽、蛋类、A2 奶制品、豆类、坚果和种子。
- 每天 2~3 种水果。
- 每天 3~5 种蔬菜。
- 可耐受的全谷物。

5. 注意事项

- 用不同颜色来标注每日的饮食计划，然后使用对应颜色的食物容器盛放食物。在合适的位置贴上彩色的饮食计划。
- 准备好每天的食物，可以将不易变质的食物储存在一个大容器里，这样更容易准备。
- 记录孩子每天食用的食物种类、食用时间、摄入的食物量和液体量。
- 记录孩子的变化，包括可观察到的各个方面，如视力、听力、脉搏、肤质是否有异常，是否有痛感、是否感到乏力、情绪是否平稳等。最好也记录这些变化或症状发生的时间。最初几天孩子出现食物戒断症状是很常见的情况。

6. 阅读食物标签

　　一定要了解食物的别名，因为孩子不耐受的食物可能会被它的别名掩盖。另外，市面上的营养补充剂和食物可能含有某些填充物或添加剂，所以，最好购买新鲜的农产品，不过它们的价格可能比较贵，而且食物可能会在烹饪之前变质。如果购买了新鲜的农产品，每次只需要购买一个轮换周期的量就够了。如果想选择便宜点的，可选择冷冻食品。建议选择不添加酱料或调味料的冷冻食品。

7. 将没吃完的东西冷藏起来

　　如果有剩饭，一定要把它们冷藏起来。待食物冷却到室温后放入保鲜袋或食品容器中，贴上标签和颜色编码，然后放入冰箱。

8. 摄入足够的水分

　　摄入足够的水分非常重要，这样可以保持身体的正常运转。水分来源可以是水、天然果汁和草药茶，但不要喝碳酸汽水！

9. 其他营养支持

为了促进消化，维持健康的肠道菌群，可以选择发酵食品（如果耐受的话）、益生菌、益生元和生物素。消化酶和额外的营养支持可能会有帮助，但补充量需要根据摄入量和实验室检测结果来综合评估。请咨询医生或营养师，或其他在营养补充方面有专长的医疗人员。

轮换饮食

什么是轮换饮食？

该饮食通过每 4~7 天为一个周期进行食物科 / 属轮换，避免了重复摄入某些问题食物。科 / 属是按照食物的生物相关性进行分组的。食物科 / 属轮换增加了个体饮食的多样性。轮换饮食减少了人体对轻度反应性食物的反应，并有助于识别孩子饮食中的问题食物。

建议回避：

- 人工添加剂、加工食品、反式脂肪酸、油类、糖类、被污染的食物和水。
- 通过实验室检查、观察或饮食干预确定为高反应性的食物。
- 同一食物科 / 属内有多种食物会引起孩子产生食物反应。

为什么要进行这种饮食干预？

当对多种食物有食物反应，可选择的食物非常有限时，轮换饮食是很有帮助的。它扩展了孩子饮食的多样性，可以选择引起轻微反应和其他不引起人体产生反应的食物。

可能会有助于缓解的症状：

持续性消化问题（胀气、腹泻、便秘、反流、胃肠动力不足）、肠道菌群失调、肠易激综合征、炎性肠病、自身免疫性问题、炎症、皮肤问题、抑郁 / 焦虑、行为问题和注意力不集中。

建议选择的食物：

- 有机、营养丰富、温和、不易引起食物反应的食物。
- 基于检测、观察和适合该饮食的安全食物。

[第十章] 开始出发和一路上将遇到的颠簸

百丈高台，始于一石。

——中国谚语

改变孩子的饮食似乎是一项不可能完成的任务。大多数家长已经厌倦了不停地为孩子寻找有效的治疗方法。如果再加上饮食干预，可能会把一些家长逼疯。其实，有这种感受很正常。万事开头难，这项任务也一样，最困难的部分只在开始阶段。别忘了，我们对困难的担忧程度往往要大于实际操作的难度。

论坛可以提供很多有用的信息。建议与论坛上的其他家长进行交流，因为可能在你之前已经有家长使用过这种方法了，而且大多数人都非常乐于分享自身经验。此外，请时刻记住专注于你正在为孩子做的事情，而不是你没有做的事情。的确有些孩子很容易适应这些饮食方式，但大多数孩子则需要花费更多时间和精力才能逐渐适应。即便难以完全执行某种饮食干预方案，哪怕只是回避人工添加剂和有毒污染物，或减少问题食物的摄入量也是有帮助的。请记住，适合你的孩子的饮食与其他患有多动症或孤独症的孩子的饮食是不同的。本章将为你提供实践饮食干预的方法。

> 我们不能马上做所有的事情，但我们可以马上做一些事情。
> ——卡尔文·柯立芝

如果你感到不知所措，请从这里开始

饮食干预可以有很多种方式。如果能让孩子一次性地彻底戒掉问题食物当然不错，但我们并不推荐所有家长都这么做。实际上，这种方法虽然听起来很有吸引力，但它通常会导致孩子出现明显的戒断症状。而且，如果孩子很挑食，他们喜欢吃的食物很可能就是那些会引起问题的可疑食物。如果将这部分食物全都从饮食中剔除的话，他们很可能就不会再想吃任何食物了。

因此，我们的建议是循序渐进，根据孩子接受新食物的难易程度和戒断症状的程度来调整剔除问题食物的速度。如前文所说，最常见的问题成分是酪蛋白、麸质和大豆，其中酪蛋白是最容易回避的问题成分，因为市面上有许多替代品。比如，你可以将牛奶替换为椰奶、杏仁奶等。不过，尽管这些替代品可以提供与牛奶相同的钙含量，甚至更多，但它们的蛋白质含量并不高。对于把牛奶作为蛋白质主要来源的孩子来说，要注意戒除牛奶后，让他们通过其他途径补充蛋白质。

回避酪蛋白的另一个重要建议是不要用大豆代替含酪蛋白的食物，因为大豆也是一种常见的问题食物。如果你用大豆制品代替奶制品，孩子的大豆摄入量将会显著增加。有一些孩子对大豆存在食物反应，这样做意味着让孩子回避了一种问题食物，却摄入了另一种可能有问题的食物。而且，这样还可能会掩盖无酪蛋白饮食的真实效果，你将无法判断酪蛋白是否是孩子产生食物反应的诱因。所以，应当一开始就把大豆从孩子的饮食中完全剔除。这会有些困难，因为许多食品中都含有大豆卵磷脂，但绝非不可能，仍有很多非大豆制品可以用来替代部分奶制品。

一旦你帮助孩子成功回避了酪蛋白，就可以将注意力集中在让孩子彻底回避麸质上。这是一个更具挑战性的任务，因为许多食物中都含有麸质，而不仅仅只是小麦（详见第二章）。别担心，在本书中你会发现各种各样的无麸质食谱，市面上也有很多可口的无麸质食品。

变化并不总是生活的调味品

不知道你发现没有，我们每个人都有自己的饮食规律。每周去超市采购时，我们都倾向于购买同样的食物。虽然我们在一天内吃的东西不重样，但总的来说，我们每周吃的东西大致相同。孩子也有自己的饮食规律。他们选择食物的主要动机不是对健康有益，而是味道好。因此，如果孩子喜欢巧克力曲奇饼干，你可以自己试着做或购买无麸质无酪蛋白版本的巧克力曲奇饼干。同样的道理也适用于主菜、配菜、小吃和其他甜点。饮食干预本身是一个巨大的改变，你最好在其中保留一些不变的部分。

饮食干预需要多严格？应该持续多久？

这些问题没有一个标准的答案，因为每个孩子的情况都不相同。很多相关书籍和讲座都强调让孩子完全回避可疑食物的重要性。毫无疑问，这是最直接的方法。然而，这些书籍和讲座通常谈论的是"普通"多动症和孤独症孩子，而不是你家的孩子，同时也没有考虑这些孩子的家庭。我们应当把每个孩子作为一个独特的个体来看待，只有这样才能找到最适合孩子的饮食方式。有一个车尾处贴的标语写得很有意思："我是独一无二的，就像其他人一样。"在对待有特殊需求的孩子时，将孩子视为一个独特的个体其实是一件非常严肃的事情。虽然一个多动症孩子或孤独症孩子可能和另一个孩子具有相似的生化背景，但没有哪两个孩子在行为和发展方面的表现是完全相同的。

有的孩子确实需要严格地执行饮食干预才能看到效果，这些孩子即使接触了很少量的问题成分也会产生严重的负面影响；有的孩子仅仅通过减少可疑食物的摄入就能看到效果；还有的孩子虽然一开始需要严格地回避可疑食物，但一旦他们的肠漏问题得到改善，肠道黏膜重新恢复为一个良好的屏障，就可以减少饮食限制。事实上，对于有肠漏问题的孩子来说，有一种"作弊"的方法便是摄入专门消化酪蛋白和麸质的消化酶，这样孩子就不需要回避那些食物了。当然，光靠摄入消化酶，其改善效果不能完全等同于严格实行饮食干预的效果，因为它不能通过饮食干预给予肠道一段时间，使其自我修复，而这是相当于关键的。

注意，对于孤独症孩子来说，当他的症状很严重时，他不会意识到自己的饮食与其他孩子的饮食有何不同。而随着孤独症症状的减轻和自我意识的提升，他可能会开始在意自己与其他孩子的不同之处，或者在意自己为什么不能在生日聚会上和其他孩子一样吃蛋糕。这些其实都是好的迹象，表明孩子的社会意识提高了。但家长应注意，不要因此而放松饮食干预。诚然，如果孩子能够在社交场合吃到"正常的"食物，将有助于他们的社交发展。但对于大部分孩子来说，只要他们摄入了可疑食物，无论多少，都会对大脑功能产生不可逆转的副作用。唯一的例外是那些患有肠漏的孩子，只要他们的肠漏症状得到改善，特别是配合饭前使用消化酶的话，日后减少饮食限制是非常有可能的。

> 你可以选择无视孩子的饮食问题，让孩子继续吃那些导致他们身体变糟糕的食物，然后假装这一切都没有问题。
> ——凯瑟琳·斯科特
> 引自《与灾难调情》

可以期待什么样的改善效果?

根据我们的经验,约2/3的孤独症孩子在回避麸质和酪蛋白后症状都有所改善。如果进一步回避大豆,效果会更显著。不过,有些孩子的改善效果是立竿见影的,而有些孩子的改善效果则是缓慢而稳定的。

对于大多数孩子来说,回避酪蛋白或大豆能较快地见到改善效果,这个时间通常为一个月左右,而回避麸质的效果需要更长的时间才能显现出来。所以,如果实行无麸质饮食,我们建议至少实践 3 个月来确定其效果。无麸质无酪蛋白饮食也是同理。特别是孤独症孩子,因为他们体内通常存在一些其他因素而导致体内环境失衡,所以饮食干预的效果通常需要更长的时间才能在他们身上显现出来。

还要多久才能看到结果?

可能是几天、几周、几个月,时间长短取决于:

- 孩子的年龄。
- 其他并发症。
- 同时存在的其他食物过敏或食物敏感症状。
- 肠道健康状况。
- 之前饮食中的麸质和酪蛋白摄入量。
- 由酪蛋白或麸质代谢的阿片类物质升高的水平。
- 饮食依赖性和严格程度。
- 营养补充剂的使用(包括消化酶)。

如何弥补错误?

下面提供了一些有用的建议,告诉你如果你在孩子饮食上犯了小错误后应该怎么做:

- 补充额外的消化酶,越快越好,最好在吃了某种可疑物后的一小时内。
- 一旦反应明显,可以吃阿卡塞泽(Alka Seltzer)(金色)、维他林助碱剂(Vitaline Alka Aid)。
- 补充液体。
- 苯海拉明或其他抗组胺药(针对有问题的组胺反应)。
- 寻找病因并找到预防的方法。

[第十一章] 饮食干预的常见问题

我的胃不疼了。我喜欢到处走走，现在我可以去很多地方。我也不再接受语言治疗了，上学对我来说不再困难。我喜欢上了阅读，做数学题也更容易了。今年我的名字上了两次光荣榜！我的老师为我感到骄傲，说我是班里的榜样。我感觉太棒了！

——阿什利·斯蒂尔松

现在我的生活被一次又一次的学习排满了。我相信，不久以后，我应该是个天才了。

——珍妮特·奥夏斯

口味挑剔、口感问题、奇怪的食物选择

孤独症孩子的一个常见问题是挑食。其表现多种多样。他们可能只吃奶制品和小麦制品；可能只根据食物的气味或外观来决定吃什么；可能只吃特定品牌的食物；可能按不常见的食物分类吃东西，如只吃白色或棕色的食物；还可能只喜欢某种质地的食物。例如，有些孩子只喜欢松脆的食物，而有些孩子只喜欢软的或糊状的食物，还有些孩子以上两种都喜欢，但不能忍受把它们混在一起吃，甚至不能放在同一个盘子里。孤独症孩子常常能察觉到食物中最细微的差别。所有这些因素结合在一起，使得喂养孤独症孩子成为一项具有挑战性的任务。

孩子挑食的原因有很多，其一是缺锌。包括孤独症孩子在内的许多孩子都缺锌，后果之一便是他们的味觉和嗅觉发生改变。食物的味道是让进食变得愉快的重要因素。如果孩子尝不出或闻不出食物的味道，或者觉得食物有一种令人难闻的气味，那么孩子在吃东西时的主要感觉就只剩下口感了。你可以想象这是多么令人沮丧的体验。很多人都经历过食物不良反应，如食物中毒。这种"感觉记忆"是很强烈的，它会导致我们长时间对这种食物完全失去兴趣。因此，就算孩子缺锌的问题得到了解决，味觉恢复了正常，他们也可能在主观上抗拒吃某些特定的食物，而这正是需要我们解决的问题。尽管在极少数挑食特别严重的情况下，可能需要对孩子进行喂养治疗，但大部分情况下，最好的治疗就是时间和耐心。

锌对孩子的感官发育也至关重要，缺锌可能会引发感统失调。大多数孤独症孩子都存在这种障碍，部分多动症孩子身上也有。感统失调是指身体的感觉出现了问题。我们通过触觉、听觉、嗅觉、味觉和运动来感知外界环境，而对于感统失调的孩子来说这些感觉被强化了，所以即使通常不会打扰到别人的声音，也会让他们觉得太吵了，或者普通的气味对他们来说也会过于强烈。感统失调严重到一定程度时，孩子会非常痛苦。在吃饭方面，如果孩子不能正常地处理味觉、嗅觉或触觉，某些食物就可能会让他们感到不愉快。温和的食物味道对他们来说可能是很强烈的，淡淡的食物气味对他们来说则可能是令人窒息的，或者一些食物的口感可能会让他们无法忍受。在这些情况下，"作业疗法"可以帮助孩子恢复正常的处理感觉输入信息的能力。你可以就此问题与营养专家进行深入沟通。

经常吃加工食品是导致孩子挑食的另一大因素，因为加工食品中含有的谷氨酸钠（味精）会影响大脑对味道的感知。经常吃加工食品可能会导致孩子喜爱营养含量低的"垃圾食品"，并且排斥那些新鲜的、有营养的、未经加工的食物。

此外，食物引发的类阿片反应也会导致孩子挑食。孩子可能不知道他们为什么会选择吃特定的食物，只是"感觉很不错"。一段时间之后，他们可能因为从中获得的愉悦感而"上瘾"，变得只想吃这些食物。如果从饮食中回避这些食物，这种"瘾"可能就会消失，孩子就不会那么挑食了。

挑食：特洛伊木马战术

还记得传说里的奥德修斯吗？为了进入特洛伊城，聪明的奥德修斯下令造了一匹空心的木马，大得足以让几十人藏身其中。这个巨大的木马其实是为了占领特洛伊这座城市而精心制造的伪装。几十年来，我们一直运用这个概念将有营养的食物隐藏起来喂给挑食的孩子。记得要将战术实施安排在你的孩子看不到的地方！

在食谱部分，我们提供了一些引入和隐藏新食物（尤其是蔬菜）的好方法。一开始只需将非常少（15克左右）的新食物打碎或做成泥，与孩子原本就很喜欢的食物混合在一起即可。如果孩子能接受这个味道，就可以继续加量。让孩子尝试新食物的关键是从少量开始。对食物口感挑剔的孩子来说，他们可能会更容易接受混合搅拌过的食物。这是因为他们的感官发育水平可能小于实际年龄，所以在感统失调得到改善之前，最好先从糊状食物开始。重要的是要让孩子愿意吃东西，而不是鼓励他们去吃那些大块的或咀嚼起来不舒服的食物。

蔬菜必须煮熟后与一种食物充分混合，且不会改变该食物原本的颜色、口感或味道。如果饮食中只有白色食物，那就从浅色的蔬菜开始，如南瓜、菜花和玉米。如果孩子喜欢番茄酱，则可以在番茄酱中加入一些深色蔬菜，如甜菜和豌豆。你也可以购买婴儿辅食泥，这种蔬菜泥可以用来做西式煎饼、玛芬蛋糕和曲奇饼干的面糊，也可以用来做番茄酱、披萨酱等酱汁。你还可以将蔬菜泥加入果酱、肉丸甚至花生酱里。

很多孩子家长都在使用我们的"玛芬蛋糕"方法。这种方法是一位妈妈教给我们的，她的孩子只吃面包和玛芬蛋糕，于是这位妈妈制作了一种他喜欢的口味的无麸质无酪蛋白玛芬蛋糕，然后慢慢在制作蛋糕的面糊中加入水果泥。观察到孩子可以接受后，她继续在玛芬蛋糕中添加了蔬菜泥，最后还添加了肉泥。在这个孩子的饮食习惯和其他人相同之前，他每餐都吃这些玛芬蛋糕，而且很喜欢吃。

你也可以在果汁里加入蔬菜汁。果汁的颜色变了也没关系，只要把果汁盛在不透明的吸管杯里就看不出颜色了。试着将胡萝卜汁与橙汁混合在一起，然后再少量地加入另一种蔬菜汁。同样，开始时只需添加 5 毫升或更少。如果孩子的接受度不错的话，再慢慢加量。

此外，还有一些干蔬菜粉可以很容易地添加到各种食物和菜肴中。当你的孩子开始吃蔬菜时，可以试着用蔬菜蘸上蜂蜜或无麸质无酪蛋白蛋黄酱、番茄酱或鹰嘴豆泥。如果以上方法都不管用，那就试试由蔬菜和水果制成的天然小熊软糖吧。

有很多办法可以增加蛋白质的摄入。如果孩子可以耐受鸡蛋的话，饮食中可以添加鸡蛋，尤其是富含蛋白质的蛋白部分。可以将鸡蛋添加到面糊、面包或肉丸中，但不要添加到奶昔中，因为那样并不好喝。如果你的孩子很喜欢喝奶昔，可以往里面加一些耐高温的大米蛋白粉。

你可以继续尝试这种引入新食物的方法。我们可以向你保证，最后孩子会完全接受这种新食物！这个过程所需要的是耐心，这是从特洛伊传说中所学到的一课。在下一章中有更多关于这种方法的建议。

食物戒断症状

孩子日常摄入的一些食物会在体内产生类阿片肽物质，这使得他们对这些食物上瘾。当从孩子的饮食中剔除这些食物时，他们的身体会出现类似药物戒断的症状，最常见的是易怒。孩子也可能在行为或发展技能上出现暂时性的退步。戒断症状可以视为一个好迹象，因为这表明回避的食物对孩子的确有一些影响。不过即使孩子没有出现戒断症状，也不一定意味着回避的食物没有问题。一些孩子的身体可塑性较强，能够很好地耐受戒断症状，所以也可能不会出现明显的副作用。

只有少数孩子能忍受一次性回避所有可能的问题食物。对大多数孩子而言，最好的方法是逐步回避，因为这样做可以让他们的身体慢慢进行内部调整，出现的副作用也较少。从实际情况来看，如果你的孩子有挑食的问题，逐步回避问题食物是很有必要的，在这个过程中你要找到孩子愿意吃的替代食物。

有什么办法应对戒断症状吗？

治疗戒断症状最好的方法就是时间。食物戒断症状通常会在几天内消退，一般不会超过一周。在某些情况下，它可能会持续更长时间，这同样取决于孩子的个体情况。当孩子的身体开始逐渐清除这些问题食物时，会有一段时间对这些食物更加敏感。如果在这段时间内不小心摄入了问题食物，孩子的行为表现可能会退步。所以如果戒断症状持续时间较长，可能是因为孩子对新摄入的问题食物产生了食物反应。

为了避免孩子摄入未知的问题食物，有必要仔细检查有可能接触问题食物的所有途径。例如，一个经常被忽视的麸质来源是橡皮泥。橡皮泥通常是用面粉做的。我们的一位患儿曾在没有任何明显原因的情况下出现了长期的行为退步。直到有一天他放学回家，衣服上沾满了橡皮泥的粉末，他退步的原因才被发现。

在孩子出现戒断症状的期间，时间似乎过得很慢，但要记住，戒断通道的尽头是光明的。

饮食干预有帮助吗？

判断饮食干预效果的最有效的检测方法就是观察孩子身体和行为表现有无变

化。对一些孩子来说，在进行饮食干预的几天或几周内，周围的人就会注意到他们出现的明显改善，这种效果判断相对比较容易。而对于另外一些孩子，如果存在其他复杂的因素（如严重的营养不足、未经治疗的食物过敏和食物敏感等），那么他对饮食干预的反应则会缓慢得多。当孩子体内的"总负荷"很大时，通常需要更长的时间和努力来克服。

饮食干预需要付出大量的金钱和精力，所以要有足够的成效才值得持续付出。家长们经常询问是否应该记录和保存孩子的饮食数据，以便判断饮食干预是否有效。我们的观点是如果其效果只能通过观察数据来判断的话，那么就不建议长期实行这种饮食方式，因为饮食干预的目标是要能观察到孩子的显著改变，从而提高孩子的生活质量。

家长虽然对是否进行饮食干预最有发言权，但你们不是判断其效果的最佳人选。最佳人选是那些不知道已经开始对孩子进行饮食干预的人，正因为他们不知情，所以对孩子的观察会更客观。他们可能是亲戚、朋友，也可能是其他家长，他们从开始对孩子饮食干预后就没有见过孩子，会自发地对孩子的变化进行积极评价。不过，你最好告知学校老师和治疗师对孩子进行饮食干预的情况，并请他们对孩子的变化提供反馈。

另一种判断饮食干预是否有效的方法是重新摄入问题食物，即违规饮食。大多数时候，违规饮食并不是你的刻意规划，而是计划外的。因为家庭饮食并不是接触问题食物或成分的唯一途径，在学校、餐馆和治疗室都可能接触问题食物。如果孩子的一个同学把含麸质的零食放在没有人看管的地方，孩子很可能第一个把它吃掉。这将对孩子的身体造成意外的"挑战"。通常情况下，在饮食干预的最初几个月间，这些违规饮食将导致症状明显恶化。不过，这恰恰说明该问题食物是引发孩子产生反应的诱因。这些表现通常会带给你继续坚持饮食干预的动力，因为它们经常发生在你还没有观察到孩子有明显改善，开始失去耐心和打退堂鼓的时候。而当孩子已经处在逐步改善的过程中，这些意外的违规也可以为你提供一些信息。如果孩子的消化系统已经得到改善，或者肠道黏膜已经完全愈合而不再渗漏，那些曾经加剧孩子症状的违规食物可能不会再引起相同程度的症状。这就是一个很好的证据，表明导致问题的食物肽到达大脑的量已经明显减少。

一般来说，何时主动进行违规饮食试验最好与孩子的主治医生讨论后再决定。有些人认为，最好用大量的问题食物来进行违规试验，这样孩子的反应才会更明显。我们不建议采用这种方法，因为有些孩子非常敏感，在经历了这样巨大的挑战之后，他们可能会在相当长的一段时间内痛苦不堪。相反，我们建议一开始只尝试一种问题食物，如一片奶酪（而不是无限制地吃）。另外，我们不推荐孩子食用像披萨这样的食物，因为它同时混合了多种问题成分，比如酪蛋白和麸质。在尝试违规食物后接下来的 3 天内，不要再让孩子摄入其他任何问题食物。在这3 天里，要注意观察孩子的行为，因为食物反应会在 72 小时内发生，尤其是通常在进食问题食物后的隔天或头两天最容易出现反应。如果孩子没有表现出明显的食物反应，第二次违规饮食试验可以加大问题食物的摄入量，同样，你需要观察孩子这 3 天内的行为。如果孩子仍然没有产生任何食物反应，可以将频率增加至每两天一次，甚至，每天一次，直到你确定孩子不会表现任何负面反应。最常见的负面反应是易怒、行为退化或发育退化（如再次出现孤独症或多动症症状、语言能力下降等）。关于违规饮食试验和观察孩子的反应还有许多注意事项，最好在有经验的医生或营养师的指导下进行。

应该回避问题食物多长时间才能确定其是否有问题呢？对于这一问题存在不同的观点。一般认为身体

在我的儿子多里安被诊断为患有阿斯佩格综合征后，他开始进行无麸质无酪蛋白饮食和口服营养补充剂。不到一个月，我们就注意到了他身上发生的变化。3~6 个月后，他已经变得不一样了。他能够很好地集中注意力，并参与课堂活动，老师们都很惊讶。他和其他孩子一起打篮球，甚至被选为了队长！他还被选为学校话剧的主角。我可以自豪地说，多里安已经成为一名优等生，他有一群有趣的好朋友，这些好朋友从初中一直到高中都和他在一起。他在学校里很出名，很多人都喜欢他。当然，他仍然有一些怪癖和特殊兴趣，但他已经能够把所有这些特点转换成自己的闪光点！

如果以前有人跟我说成为一个孤独症孩子的家长并不是一个困扰的话，我肯定不会相信。但去年我们去乌克兰领养孩子时，我们主动选择了一个不吃含麸质和酪蛋白食物的孩子。他们都很惊讶，但我们说："没问题，我们都知道。"

——娜塔莉·西罗塔

清除酪蛋白的速度比清除麸质更快。建议回避酪蛋白的时间为 5 天至 3 周，然而由于孤独症孩子对多种问题食物有反应，所以通常需要更长时间。有些人认为麸质需要 6～12 个月才能完全从人体内清除，因此在这段时间结束之前，不能下结论说孩子回避麸质的试验是失败的。同样，与一位有经验的医生讨论这个问题可以作为孩子整体治疗计划的一部分。一般来说，我们建议回避酪蛋白和麸质至少 3 个月。

饮食干预会影响孩子的身体健康吗？

担心：我孩子的医生担心无麸质无酪蛋白饮食不健康。

这位医生的目标是确保你孩子的健康，他担心进行饮食干预后孩子还是否能获得充足的营养。这种担心通常是因为人们认为从饮食中剔除的酪蛋白和麸质是两种"基本食物成分"，但事实上，奶制品和谷物并不是人类生存所必需的食物。

大多数医生没有意识到，进行无麸质无酪蛋白饮食的孩子通常比进行"常规饮食"的孩子吃得更健康。当今的生活方式使得许多孩子吃了太多的加工食品和快餐，而且吃的方式不利于正常消化，而孩子在无麸质无酪蛋白饮食中会少吃含有酪蛋白或麸质的加工食品和快餐。

当需要从饮食中回避奶制品时，家长总是担心孩子摄入钙、维生素 D 和蛋白质不足。其实这些营养都可以通过营养补充剂和其他的来源补充（详见第四章）。还有一种担心是无麸质面包和谷物可能不含强化营养素。没错，但我必须指出，适当使用营养补充剂本来就是成功完成饮食干预的重要策略之一（具体方法请详见第二章）。

所以，当你为孩子安排饮食干预时，不仅要关注回避的食物，还要关注饮食中重新加入的食物，这样做可以保证孩子的饮食是健康的。

饮食干预到底值不值得坚持下去？

担心：孩子的主治医生认为饮食干预是浪费时间。

很多医生还担心虽然这些有特殊需求的孩子的家长迫切地想帮助孩子，但可能努力没有用对地方。他们担心家长可能抱有错误的希望而接受价格昂贵的，甚至还可能对孩子有害的治疗。医生有这样的担心很好，但大多数医生在他们正式的临床培训期间并没有接受过多少营养方面的教育。他们可能只听说你正在对孩子进行饮食干预，而并不确切了解这意味着什么。正确的饮食干预并不会对孩子造成伤害，相反，可能会对孩子的健康有很大帮助。所有的医生都要遵守希波克拉底誓言："首先不要伤害他人。"你可以告诉医生你已经充分意识到了这一点，你愿意尝试这种无害的饮食方式。即使你的医生认为这种饮食方式可能对孩子没有帮助，至少你可以让他意识到这是你深思熟虑后的选择。

从家庭和学校获得支持

担心：我们怎样做才能得到家庭和学校更多的支持？

所有参与照顾孩子生活的人都要了解并支持这种饮食，这一点很重要。尤其是在刚开始进行饮食干预的时候，在合理的范围内尽可能严格是非常有必要的，要给这种饮食干预以充分试验的机会。上面提到过，一些孩子的症状仅仅通过减少问题食物的摄入量就能够得到改善，而另一些孩子的症状则需要完全远离这些问题食物才能得到改善。如果其他照顾者给孩子吃了问题食物，就可能会破坏饮食干预的效果。老师、祖父母或其他家庭成员可能会认为吃少量的问题食物对孩子没有害处。在这种情况下，可以将无麸质无酪

> 我认为英雄是这样一个普通人，尽管有很多阻碍，他仍然可以找到力量来坚持和忍受。
> ——克里斯托弗·里夫

149

蛋白饮食与糖尿病患者的饮食或对花生严重过敏孩子的饮食进行类比。在患糖尿病或严重过敏的情况下，没有人会给患者吃一点点问题食物。同理，尽管在进行无麸质无酪蛋白饮食中偶尔吃一些问题食物不会危及生命，但它们会对孩子的大脑功能产生严重的负面影响。如果能让那些了解孩子、爱孩子的人充分认识到这一点，他们通常就会更好地支持这种饮食干预。

　　另一个挑战是要让其他家庭成员认识到在饮食干预中违规的影响，这种影响往往不会立即显现，它通常会发生在孩子食用违规食物的第二天或两天之后。一些家长曾开玩笑地告诉孩子的祖父母，欢迎他们给孩子吃违规食物，但之后得把孩子留在他们家里过周末，那时他们就能够意识到食物对孩子造成的负面影响了。

第二部分

食 谱

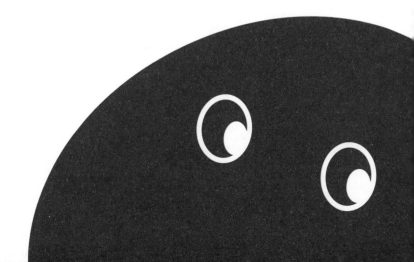

[第十二章] 从讨厌到喜欢：找到适合孩子吃且孩子也喜欢吃的食物

不需要烹饪出花样繁多的大餐，只要能用新鲜的食材做出美味的食物就可以了。

——茉莉亚·查尔德

在本书中，有些食谱是我们自己研发的，有些食谱是一些孩子和孩子的家长提供给我们的，还有一些食谱的灵感来自那些在烹饪方面有专长的人。

我们要感谢那些为本书贡献智慧的人们，包括朱莉·马修斯、丽萨·巴恩斯、利兹·范尼、洛里·斯卡利茨基、乔伊斯·马尔卡希、珍妮·弗里茨·戈德布特、迈克尔·瑟蒙德、伊莲·戈特沙尔、琳达·施密特、比尔·施密特、艾里斯、贝特·哈格曼、特雷西·史密斯、洛里·布朗特·雷姆珀、特拉维斯·马丁、丽莎·路易斯、宝琳·麦克法登、玛丽·多迪奥、乔迪·卡特勒、苏·丘布、安吉拉·劳里、妮可·杨、戴安娜·汉恩、凯西·里弗斯、鲍比·沃菲尔德、苏·雷丁、迪克·雷丁、莱昂纳多·霍什、莫利·卡赞、詹妮弗·理查森、莎莉·法伦、珍妮·威尔逊、芭芭拉·里斯、格伦达·英格姆、科琳·戈德布特、邦妮·古特曼、安妮·埃文斯、简·鲁安、道格·德劳斯特、珍妮特·德劳斯特、丽莎·康帕特、玛丽莲·拉默斯、维维安·卡瓦里里、玛丽亚·里巴亚·丹、温迪·希金斯、卡拉·汉考克、艾登·汉考克、莎朗·达恩、维维安·达克特、艾瑞卡·梅尔顿、梅丽莎·坎普、埃林·德马蒂娅、苏森·维斯、克里斯蒂娜·戈德布特、韦尔比·格里芬、萨拉·基奥。

在本书中，我们尝试为你提供美味又易上手的食谱。那些平时工作压力大而又想为家人制作健康食物的人可以参考本书中的快手食谱。

我们经常听到家长这样描述孩子口味的变化："婴儿时期，他愿意吃各种各样的食物，但当我们在他的饮食中逐渐添加固体食物时，他就开始变得挑食了。"父母应知道，挑食并不是一种单一行为，而是孩子对食物的外观、气味、颜色、口感等综合感知的结果。在孩子的成长过程中，你应该根据孩子的喜好对他们的饮食进行调整。

你喜欢的美食，别人可能不喜欢

在前几章中，我们已经描述了许多可能导致孩子挑食和其他导致喂养困难的因素。这些因素包括缺锌、感觉高敏感，以及因摄入酪蛋白和麸质而代谢产生类阿片肽等。在这些因素的共同作用下，错误的信息可能会被感觉受体上传到大脑，然后大脑对这些信息进行错误解读。对大多数孩子而言，他们只相信自己所感知到的。这也是为什么无论你恳求、奖励或惩罚，都无法解决孩子的挑食问题。

> 萨姆刚出生时是很健康的。但是，在他开始喝配方奶粉后的两周内，他身上就开始长湿疹了。他的肛门周围出现"过敏圈"、他的大便发暗且带黏液，他还经常哭、来回走动和跳跃，甚至还出现了黑眼圈。虽然母乳喂养可以缓解萨姆的这些症状，但只有当我们将牛奶从他的饮食中完全剔除后，这些症状才逐渐从他身上消退。萨姆在 6 个月大的时候开始有一些其他轻微的症状；如不停地看手，借助一只手的力量倒着爬行，把右手拇指塞进鼻孔，与他人的眼神交流越来越少，就连大肌群的运动也出现了问题。所以，我们逐渐帮他回避了更多对他身体有害的食物。如牛奶、大豆、小麦、燕麦、麸质、鸡蛋、番茄、坚果等。饮食干预对萨姆是有效果的。他的症状有所缓解。当他接触到问题食物时，一些感觉症状和过敏症状就会复发。在萨姆 10 个月大时，我们使他回避了对他身体有害的所有食物，他的爬行能力逐渐恢复，发育也越来越好了。
>
> ——萨姆的母亲

如何把难吃的食物变得好吃——把特洛伊木马战术发挥到极致

对那些对食物的口感有要求的孩子来说，选择适应其口腔和消化发育的饮食是很重要的。如果食物口感存在问题，那么不管食物多么有营养，孩子都不会喜欢吃。你可以把食物做成孩子喜欢的样子，让孩子在摄入营养的同时发现原来吃饭是这么有趣的一件事。摄入糊状食物对孩子的健康有帮助，因为它更耐受，这种食物形式为日后在孩子的饮食中添加更多种类的食物提供了可能。你可以将许多家庭菜肴制作成糊状，包括汤、砂锅菜和荤素搭配的主菜，全家也可以一起享用这些菜。这对那些对食物口感有要求的孩子来说是不错的选择。

本书中的许多食谱都旨在帮助孩子从食物中摄取营养，尤其是那些使用了特洛伊木马战术的食谱，即将少量的新食物（特别是蔬菜和蛋白质）隐藏在孩子耐受性好和接受度高的食物中。(在第十一章中有对于特洛伊木马战术的详细介绍)。每个孩子都是不同的，因此，确定哪些食物可以作为载体很重要。

糊状食物可以用煮熟的新鲜（或冷冻）蔬菜或市售的婴儿食品制作。不用担心孩子觉得吃婴儿食品很幼稚，你只要把它隐藏好就行了。你可以为这些食物起个有趣的新名字，家庭成员都要一起食用。在孩子的饮食中成功引入新食物的秘诀是将少量的新食物与孩子原本喜欢的食物混合在一起。对许多孩子来说，这也是唯一引入新食物的方法。

开始引入新食物的量应不多于 1 大勺（15 克），如果孩子对新食物耐受的话就可以逐步加量。你要把煮熟的蔬菜泥隐藏在任何你能想到的食物里，但是最好选择那些不会让原本的载体食物颜色发生明显变化的食物。载体食物必须是孩子喜欢吃的食物，哪怕是一种正在从孩子的饮食中慢慢剔除的食物也可以。你可以加一些水果泥来改善食物的味道。以下是一些家长们常用的载体食物：

- **意粉酱**。将其与至少 3 倍于意粉酱量的蔬菜泥彻底搅拌均匀。胡萝卜、甜菜、红薯、芜菁、南瓜、青豆和豌豆很容易被隐藏在意粉酱里。如果你的孩子不喜欢吃绿色的食物，那就需要注意控制绿色食物的添加量。

- **玛芬蛋糕**。鸡肉泥和火鸡肉泥等食物很容易被隐藏在制作玛芬蛋糕的面糊中。包含鸡肉、蔬菜和水果的玛芬蛋糕也算是健康的一餐了！

- **松饼**。可以将蔬菜和水果泥隐藏在制作松饼的面糊里，此外，松饼也很适合隐藏蛋白粉、钙、镁、锌等营养补充剂。

- **花生酱**。如果孩子喜欢吃花生酱，那么花生酱可以成为一种在孩子的饮食中添加少量蛋白质和营养补充剂的绝佳食物。

- **肉丸**。如果孩子很喜欢吃肉丸，尤其是喜欢搭配意粉酱的话，你的特洛伊木马战术会更容易实施。制作肉丸时，蔬菜泥和水果泥可以作为肉丸的增稠剂或填充物。建议一次多做一些，把做好的肉丸冷冻起来，这样孩子可以把肉丸当零食食用。

- **果汁**。果味重的果汁，如菠萝汁、葡萄汁、苹果汁和橙汁等，特别适合用来隐藏营养补充剂。建议使用不加糖的 100% 纯果汁，避免使用冰冻果汁或浓缩果汁。

- **冰沙、果泥、苹果酱**。这几种食物很适合隐藏营养补充剂。对那些不吃肉类、豆类和其他蛋白质来源食物的孩子来说，在食物中（建议先把水果作为载体）加入蛋白粉，可以增加孩子蛋白质的摄入量。

如何喂养不爱吃饭的孩子

制定规则

- 关闭手机，且不看令人心烦的电视节目，避免一切令人不愉快的噪音；

- 在门口贴个便条，以防外人打扰；

- 保持用餐氛围轻松愉快；

- 不允许任何人对餐桌上的食物发表负面评论；

- 禁止在餐桌上讲粗话；

- 每一餐都要有孩子喜欢吃的食物；

- 先提供一小部分孩子喜欢吃的食物，然后提供新食物或孩子不太喜欢吃的食物；

- 用孩子喜欢吃的食物结束这一餐；

- 你要放松心态，因为你的焦虑会传递给孩子；

- 只要孩子在饮食中有好的表现就及时给予奖励；

- 如果家长中某个人给孩子喂饭效率更高，那以后就让这个人来做这件事；

- 如果孩子很喜欢家里的某个亲戚，也可以让亲戚参与进来。

打破规则

可以在一段时间内允许孩子在吃饭的时候看喜欢的电视节目或听音乐，因为这样会增加孩子对节目的关注，减少对食物口感的关注，从而让孩子吃进更多食物，尤其是更多"精心伪装"的新食物。这个方法很有效，但建议只将其作为一种临时解决方案，等孩子适应了新食物，便逐步恢复安静的用餐环境。

明胶

明胶是对身体有益的，它可以改善身体的消化功能。莎莉·法伦和玛丽·艾尼格在《滋养传统》（*Nourishing Traditions*）一书中也提到，明胶在历史上经常被用于治疗很多消化系统疾病。肉汤、炖菜、蔬菜泥、水果沙拉、蔬菜沙拉和甜点中可以加入明胶。注意，以植物为来源的胶体——卡拉胶不仅没有同样的治疗效果，还会阻碍消化酶发挥作用。本书中的所有食谱都只使用无添加、无味的明胶。

选择何种食物作为替代品

你需要根据孩子的饮食干预情况来选择食物替代品。不同饮食干预方案需回避和加入的食物请参阅相关章节的具体建议，下面是关于如何替换常见问题食物和问题成分的详细指导。

蔗糖的替代品

有多种天然甜味剂可用来替代蔗糖（三氯蔗糖）。其中一些替代品的酸性很强，需要加入小苏打来平衡酸碱度。莎莉·法伦和玛丽·艾尼格写的《滋养传统》以及卡罗尔·芬斯特写的《特殊饮食庆祝》（*Special Diet Celebrations*）为本节内容提供了重要参考。

甜味剂	相当于一杯蔗糖的量	信息
糙米糖浆	1⅓ 杯（425 克） 每杯需加入 1/4 小勺小苏打	它不像糖那么甜，非常适合烘焙，但需要确认它不含麸质
龙舌兰花蜜（有机）	3/4 杯（255 克）	它来自仙人掌，质地类似蜂蜜。它的升糖指数较低，对血糖的影响较小，适用来制作布丁、烘焙食品和饮料
原蜜	1/2 ～ 3/4 杯（170 ～ 255 克） 每杯蜂蜜（340 克）需加入 1/4 小勺小苏打	加热蜂蜜时，温度不能超过 47℃。它富含的有益酶可以消化包括谷物在内的碳水化合物。本地蜂蜜对当地人而言是最好的甜味剂。当蜂蜜用于需要加热的食物时，它富含的有益酶活性就会失去活性。在烘烤食物时需将烤箱温度降低 4℃，以防蜂蜜过度褐变。1 岁以下的婴儿应避免食用任何形式的蜂蜜
枫糖或枫糖浆	2/3 ～ 3/4 杯 需加入 1/4 小勺发酵粉	这种从枫树中提取的糖浆（用枫树树叶熬制而成的汁液）属于脱水糖浆，它富含矿物质，风味独特，非常适合于制作奶油甜点和烘焙食品。建议选择有机枫糖浆
浓缩果汁（液体）	2/3 杯 需加入 1/4 小勺小苏打	和白砂糖一样，果汁会对血糖产生负面影响。应避免在食物中加入高果糖玉米糖浆。在烘烤食物时，需将烤箱温度降低 4℃，稍微延长烘烤时间

甜味剂	相当于一杯蔗糖的量	信息
浓缩果汁（冷冻）	1/2 杯（140 克） 需加入 1/8 小勺小苏打	冷冻浓缩果汁必须选择 100% 纯果汁。搭配液体浓缩果汁一起使用的话应减量
果泥	1 杯（250 克）	这是在食物中添加有营养的甜味剂的好方法
糖蜜	1/2 杯（170 克）	它是精糖生产过程中的副产品，有中等到强的甜味，并且富含丰富的矿物质
红糖	1 杯（150 克）	它属于精制的甘蔗糖或甜菜糖，其晶体上还残留糖蜜。红糖并不比白砂糖更健康
枣糖	2/3 ~ 1 杯 （150 ~ 220 克）	这种甜味剂由脱水枣制成，营养丰富，但不易溶解。最好将其撒在食物上或与其他糖混合使用。使用前请先将枣糖放入热水中溶解。在烘烤食物时，需将烤箱温度降低 4℃
果糖	1/2 杯（100 克）	它是由果汁、玉米或玉米糖浆制成的精制单糖。它不像蔗糖和葡萄糖有那么高的升糖指数，但应避免食用高果糖玉米糖浆
黑糖	1 杯（200 克）	它与白砂糖最相似，是由脱水甘蔗汁制成的，并且营养丰富
甜叶菊粉或液体甜叶菊糖	1 小勺 1 小勺糖约为 2 ~ 4 滴液体甜叶菊糖或少量甜叶菊粉	它比普通的白砂糖甜 30 倍，只需加入一点点就会让食物变得很甜。但它不会影响人体血糖。用甜叶菊粉替换食物并不容易，因为加了甜叶菊粉的烘焙食品在烘烤时不容易变黄。所以，甜叶菊粉最好用于需要少量糖的食谱，或者与白砂糖一起使用，减少白砂糖的使用量

小麦粉的替代品

替代品	相当于一杯小麦粉（125 克）的量
荞麦粉	7/8 杯（105 克）
玉米粉	1 杯（120 克）
玉米面、玉米淀粉	3/4 杯（玉米面 105 克，玉米淀粉 98 克）

替代品	相当于一杯小麦粉（125 克）的量
鹰嘴豆粉	3/4 杯（105 克）
坚果粉（磨细）	1/2 杯（60 克）
土豆粉	1 杯（160 克）
土豆淀粉	3/4 杯（105 克）
大米粉、高粱粉	7/8 杯（大米粉 140 克，高粱粉 125 克）
木薯粉或淀粉	1 杯（120 克）

无麸质烘焙的成功秘诀

- 使用多种面粉比使用单一面粉的口感和效果更好。
- 无麸质面粉需要较多的小苏打或泡打粉（通常比普通面粉量多 20% ~ 30%）。
- 可以使用黄原胶、甲基纤维素或瓜尔胶来增加食物的弹性。
- 为防止成品口感太干，要将面粉搅拌均匀，并注意不要把面粉压得太实。

增稠剂的替代品

替代品	相当于一大勺增稠剂（8 克）
竹芋粉	1½ 小勺
豆粉	1 大勺（9 克）
玉米淀粉	1½ 小勺
明胶粉（无味）	1½ 小勺溶于水
瓜尔胶	1½ 小勺溶于液体
土豆淀粉	½ 大勺（5 克）
木薯粉	1½ 大勺（12 克）

奶制品的替代品

奶制品	替代品
1 杯牛奶	米浆、椰奶、豆浆、坚果奶
1 杯酸奶（230 克）	椰子酸奶、大豆酸奶
1 杯淡奶油	3/4 杯牛奶替代品 + 1/4 杯黄油替代品（55 克）
1 杯重奶油	2/3 杯牛奶替代品 + 1/3 杯黄油替代品（75 克）
1 杯白软干酪（225 克）	1 杯碎豆腐（250 克）
1 杯白脱牛奶	2 大勺柠檬汁 + 1 杯牛奶替代品

黄油的替代品

- 100% 植物来源、无氢化（无反式脂肪）搅打奶油；

- 压榨油，注意确认不含人工增味剂和色素；

- 猪油（适合烘焙，4 份猪油可以代替 5 份黄油）；

- 椰子油（适合烘焙），无氢化的优质植物脂肪；

- 植物起酥油（适合烘焙和制作冰激凌）；

- 油（红花籽油、杏仁油、牛油果油）或融化的酥油。

鸡蛋的替代品

替代品	相当于 1 个鸡蛋的量
无味明胶 1 大勺无味明胶（7 克）加在 1 杯开水里	3 大勺（24 克）
口味温和的果泥（苹果泥或梨泥）	3 大勺（45 克）
代蛋粉（不含鸡蛋）	2 大勺粉和 2 大勺水混合

替代品	相当于 1 个鸡蛋的量
玉米淀粉	2 大勺（16 克）
竹芋粉	2 大勺（16 克）
土豆淀粉	2 大勺（20 克）
豆浆粉	1 大勺（8 克）
香蕉（适合做蛋糕）	1/4 杯（60 克）
自然发酵的豆腐	1/4 杯（60 克）
亚麻籽	蛋清替代品：1/2 杯亚麻籽和 3/4 杯水混合 2 ~ 3 分钟，冷却半小时

其他替代品

食物	替代品
1 瓣大蒜	1/8 大勺大蒜粉
1 杯番茄沙司（240 克）	1 杯番茄酱（245 克）+ 3/4 杯龙舌兰（255 克）+2 大勺醋
1 个中号柠檬	3 大勺柠檬汁
1 大勺芥末酱（15 克）	1 大勺干芥末（9 克）
1 个小号洋葱	2 大勺新鲜洋葱碎或丝（20 克）
1 个中号洋葱	4 大勺新鲜洋葱碎或丝（40 克）
1 杯葡萄酒	1 杯苹果汁、苹果酒或 1 杯鸡（牛）肉汤
1 杯玉米糖浆（330 克）	1 杯枫糖浆或 1 杯蜂蜜（340 克）

第十三章

早餐和午餐的制作指南

一日三餐中，最应该引起我们重视的是早餐。研究表明，一天中的第一餐或第一杯饮料非常重要，它会极大影响当天的血糖水平。人们常常把大量的精制碳水化合物，如面包、百吉饼、玛芬蛋糕、冷麦片和速溶麦片等当作早餐，殊不知这些食物会使身体的血糖迅速升高，导致人一整天情绪波动大，并且容易饥饿、渴望摄入更多的糖果和精制碳水化合物。此外，大量研究表明，含糖早餐或甜味早餐对儿童的专注力和发育等方面有负面影响。

像国王一样享用早餐

一份理想的早餐应该包含富含蛋白质的食物，如鱼、家禽、肉类、鸡蛋、豆类、坚果、种子和奶制品（如果耐受的话）。蛋白质对增强身体免疫力、保持肌肉含量和良好的肌张力至关重要。为了使制作早餐更加简便，可以用制作午餐和晚餐时剩下的食材来准备早餐，还可以在做晚餐时把用于第二天早餐的食材一并清洗干净，放在冰箱冷藏起来。

鸡蛋中的蛋白质属于优质蛋白质，此外，鸡蛋中还含有多种人体所需的营养。详细信息请参读第三章。人类从鸡蛋中获取营养的饮食习惯已经有 40 万年了。如果孩子对鸡蛋不过敏，一定要吃鸡蛋！

请根据孩子的饮食需求，对其早餐进行调整。请参阅本书中各种饮食干预的相关章节，获得有关应回避或加入食物的建议。

准备学校午餐

面临的挑战

如果学校的午餐时间很短，你应该为孩子准备一些简餐，以方便食用。除了时间上的挑战外，孤独症孩子还面临感官上的挑战，包括对食物的口感、颜色、味道异常挑剔等。因此，虽说是简餐，也要注意保证健康、营养丰富，且不要加入容易引起孩子身体产生食物反应的食物，如麸质、奶制品、大豆、人工添加剂和色素等。此外，你还要关注食品容器的安全问题，尤其注意避免使用含有邻苯二甲酸盐和双酚 A 的塑料容器。

了解了这些挑战之后，你就可以开始为孩子寻找合适的解决方案了。

解决方案

基础要求

控制血糖对人体来说至关重要。当人体血糖下降过快或血糖过低时，血糖对大脑功能尤其是对情绪和注意力的影响十分明显。此时，人会出现易怒、头痛、注意力不集中、行为异常等问题，并表现出对"快速补糖"的迫切渴望，严重者还会形成恶性循环。更多详细信息请参阅第三章的内容。为了稳定血糖，需要摄入蛋白质、膳食纤维和优质脂肪。

其他建议

- **正式采用某个食谱前，要先进行预试验**

  网上和许多书中都有大量关于食谱的信息。你可利用这些途径找到孩子可以食用的有机食物，并获得健康营养的食谱。但将午餐带到学校之前，要在家里进行预试验。

- **准备 3 ~ 5 种孩子不排斥的午餐**

  如果孩子愿意，你可以邀请孩子一起准备午餐。建议使用保鲜袋保存冷食，用保温杯保存热食。

- **午餐至少包含一种孩子喜欢吃的食物**

  这样可以提高孩子对吃的兴趣。

- **让饭盒成为孩子的艺术品**

  学龄的孩子都喜欢那些被其他孩子认为很酷的东西，也包括一个很酷的饭盒。家长可以鼓励孩子用贴纸或颜料装饰饭盒，还可以鼓励孩子给饭盒起个有个性的名字。总的来说，请允许孩子在饭盒的选择上跟随潮流，做出自己的选择。

- **饭盒的包装要安全环保**

　　如果使用塑料饭盒的话，注意选择那些不含双酚 A 的安全饭盒。这点可以通过包装上的"塑料回收标志"来确认，通过避免使用"7 号"的物品，可以有效避开含有双酚 A 的容器；

　　为了环保，可以选择那些可以重复使用的容器，家长需要提醒孩子不要把这些容易扔掉，而要带回家；

　　如果要分装食物，建议尽量避免使用塑料袋，以蜡纸或羊皮纸取而代之；

　　至于餐巾纸，孩子可以使用方便清洗的布餐巾或抹布，或使用商店和网上出售的不含氯的（无氯处理的）餐巾纸。如果需要餐具，你可让孩子使用适合其技能水平和年龄的不锈钢餐具。

- **午餐中加入小惊喜**

　　可以参考快餐店的做法，在午餐中放一份惊喜礼物。它可以是一件小玩具，如汽车、棒球卡、玩偶、发夹、贴纸、戒指或手镯等。当然，自制的"礼物"也很好。

既营养又好吃

　　记得如何使用特洛伊木马战术将营养偷偷地加到孩子的午餐中吗？如果你忘了，可以回顾一下我们在第十一章中讨论过的内容。用孩子喜爱的食物来隐藏新食物。蔬菜汁和果汁混合起来，以及用砂锅菜来掩盖水果、蔬菜甚至肉类的做法都是可取的。你的目标是尽可能让孩子吃到有营养的食物。如果给孩子使用不透明的吸管杯，那么饮料的颜色也不容易被孩子注意到。

　　如果新食物是一种蔬菜，你可以使用有机婴儿辅食泥或者自己为孩子做蔬菜泥。然后，把蔬菜泥加在孩子喜爱的食物中，尽量不改变该食物原本的颜色、口感或味道。如果孩子只吃白色食物，那就从浅色蔬菜开始添加，比如南瓜、花椰菜和玉米。你可能需要根据孩子的饮食干预情况对要加入的蔬菜进行调整。如果孩子喜欢番茄酱，就为他们引入一些颜色深的蔬菜，如甜菜、绿叶菜、豌豆等。可以把蔬菜泥加在面糊里做成松饼、玛芬蛋糕、巧克力蛋糕等，也可以加在番茄、意大利面酱和披萨酱里等。

食谱图标介绍

本书中的食谱会通过图标和简短描述来提示原料中可能的问题食物。下面的指南可以帮助你确定某食谱是否适用于你孩子的饮食干预。

麸质、牛奶、大豆、鸡蛋、玉米和坚果的标识

🗌 这个图标表示本食谱包含麸质。

🚫 带斜线的实心圆表示本食谱不含麸质。

🚫 带斜线的虚线圆表示本食谱在某些情况下可能含有麸质食物。例如，原料中的黄原胶有时来自玉米。

低酚饮食、低水杨酸盐饮食、低草酸盐饮食和特定碳水化合物饮食

· 如果食谱下方标明了以下图标，则表示该食谱适用于这种饮食。

　　(SCD) 特定碳水化合物饮食

　　(LOD) 低草酸盐饮食

　　(LP) 低酚饮食

　　(LS) 低水杨酸盐饮食

　　(SCD) 特定碳水化合物饮食需进行调整

　　(LOD) 低草酸盐饮食需进行调整

　　(LP) 低酚饮食需进行调整

　　(LS) 低水杨酸盐饮食需进行调整

· 如果没有提到以上这些饮食，则意味着该食谱不适用于这些饮食。

第十四章

饮料和奶昔

常温或冷藏饮用柠檬水或青柠水——健康就是你的目标！

——达娜

自制橙味汽水

成品：1升　　　　　　　　　　

不含麸质　不含牛奶　不含大豆　不含鸡蛋　不含玉米　不含坚果

　　一到夏天，人们总是想来上一杯爽口的汽水，但市售的汽水通常含有过多的糖分和一些添加剂，不利于孩子的健康，因此我极力推荐自制汽水。它的原料很简单，还有多种口味可供选择。白葡萄是我最喜欢的口味，橙子口味也不错。你的孩子喜欢什么口味呢？

- 1升瓶装气泡矿泉水（非苏打水）
- 4 ~ 6大勺100% 冷冻的浓缩果汁（55 ~ 85克），解冻备用

果汁最好选择

- 橙汁
- 白葡萄汁加柠檬汁和青柠汁

　　从瓶子里倒出少量气泡矿泉水，然后缓慢往瓶中加入融化的浓缩果汁。果汁不要倒太多，刚好够给饮品调味就行。如果孩子不习惯，一开始可以把饮品制作得稍微甜一点。饮品制作好后将其放入冰箱冷藏，这样就可以随时享用天然气泡水了。你还可以加冰块。

　　如果你想制作不含酒精的桑格利亚(sangria)汽酒，可以在这款饮品中再加一些切碎的水果，它绝对会大受欢迎。

能量：97千卡；脂肪：0克；胆固醇：0毫克；碳水化合物：22克；膳食纤维：0克；蛋白质：1克；钠：25毫克；钾：277毫克；钙：35毫克；铁：0毫克；锌：0毫克；维生素A：0微克

龙舌兰甜味果汁（汽水）

成品：1杯　　　　　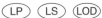

不含麸质　不含牛奶　不含大豆　不含鸡蛋　不含玉米　不含坚果

　　龙舌兰花蜜是从墨西哥的野生龙舌兰仙人掌中提取的，它是一种类似蜂蜜的甜味剂。与蔗糖相比，龙舌兰花蜜对血糖的影响更小。它的用途广泛，常用于制作烘焙食品、布丁和饮料。如果用龙舌兰花蜜替代蔗糖，要减少用量，但实际用量还得根据个人口味进行调整。通常情况下，3/4杯龙舌兰花蜜等于1杯蔗糖。

- 1/2个中等大小柠檬榨汁（低酚饮食、低水杨酸盐饮食、低草酸盐饮食可以选择2大勺芒果汁、木瓜汁或梨汁）
- 1杯水或气泡矿泉水
- 2小勺龙舌兰花蜜（适量）
- 冰块

　　用新鲜的柠檬榨汁，加入气泡矿泉水、龙舌兰花蜜和冰块。搅拌后即可享用。

能量：46千卡；脂肪：微量；胆固醇：0毫克；碳水化合物：14克；膳食纤维：微量；蛋白质：微量；钠：8毫克；钾：42毫克；钙：12毫克；铁：微量；锌：微量；维生素A：3微克

哈密瓜芒果酸奶

成品：3 人份，每份 1 杯 (SCD) (LP)

不含　不含　可能含　不含　不含　可能含
麸质　牛奶　大豆　鸡蛋　玉米　坚果

　　芒果生长在热带地区，被称为"热带的桃子"。根据丽萨·巴恩斯的《小胃口料理书》（*The Petit Appetit Cookbook*）中的说法，这款饮品可以作为早餐汤食用。它富含维生素 A、维生素 C 和钙，是替代水果或常规早餐奶昔的绝佳选择。此外，它也很适合隐藏一些口味温和的营养补充剂。

- 1/2 个大号哈密瓜
- 1/2 个大号芒果
- 3/4 杯原味大豆酸奶（175 克）或 1/2 杯米浆或椰奶（特定碳水化合物饮食需要使用自制酸奶，低酚饮食需要回避大豆酸奶）

　　哈密瓜对半切，去子，切下瓜瓤，将瓜瓤切成约 2.5 厘米的方块。芒果去皮、去核，同样切成约 2.5 厘米的方块。将哈密瓜块和芒果块放进搅拌机中搅拌大约 20 秒，待水果成糊状。将该混合物倒进一个大玻璃杯或塑料碗中，再倒入酸奶或米浆，搅拌均匀。盖好盖子，冷藏 1 小时后食用。

能量：84 千卡；脂肪：2 克；胆固醇：0 毫克；碳水化合物：15 克；膳食纤维：2 克；蛋白质：3 克；钠：9 毫克；钾：338 毫克；钙：14 毫克；铁：微量；锌：微量；维生素 A：1293 微克

葡萄冰沙

成品：1½ 量杯 (SCD)

不含　不含　不含　不含　不含　不含
麸质　牛奶　大豆　鸡蛋　玉米　坚果

　　来自丽萨·巴恩斯的《小胃口料理书》。这款葡萄冰沙不是快餐店和便利店出售的那种颜色鲜亮、含人工色素的冰沙。你可以在冰沙中加点冰块给大一点的孩子食用，加入冰块会让饮品的量看起来更多。

- 3/4 杯冷冻的有机无籽紫葡萄（112.5 克）
- 1 个有机苹果（150 克），去皮，去核，切块
- 1/2 杯有机未过滤的苹果汁

　　将所有原料放入搅拌机，搅拌至冰沙状。

　　注意：将葡萄平铺在盘子上，然后放入冰箱冷冻，冷冻好之后放入保鲜袋或冰鲜容器中保存，日后可以作为冰棒或制成葡萄雪泥给孩子当作零食。

能量：185 千卡；脂肪：1 克；胆固醇：0 毫克；碳水化合物：48 克；膳食纤维：4 克；蛋白质：1 克；钠：5 毫克；钾：444 毫克；钙：28 毫克；铁：1 毫克；锌：微量；维生素 A：44 微克

大力水手奶昔

成品：2 人份　　　　　　　　　　

不含　　不含　　不含　　不含　　不含　　不含
麸质　　牛奶　　大豆　　鸡蛋　　玉米　　坚果

这款奶昔是让孩子摄入蔬菜的一个方法。虽然难以相信，但是你尝不出这款奶昔中蔬菜的味道。由于大力水手奶昔是亮绿色的，所以你需要将其装在一个有盖的不透明杯子里给孩子喝，如吸管杯。

- 2 杯小菠菜（60 克）
- 1/2 根熟香蕉
- 1 杯水
- 4 ~ 6 个冰块（112 克）

把所有的原料放在搅拌机里搅拌均匀，之后装入杯中即可饮用。

能量：34 千卡；脂肪：微量；胆固醇：0 毫克；碳水化合物：8 克；膳食纤维：2 克；蛋白质：1 克；钠：28 毫克；钾：284 毫克；钙：34 毫克；铁：1 毫克；锌：微量；维生素 A：605 微克

不含奶的热可可

成品：1 人份　　　　　　

不含　　不含　　可能含　不含　　不含　　含坚果
麸质　　牛奶　　大豆　　鸡蛋　　玉米

- 2 大勺无麸质无酪蛋白巧克力糖浆（低水杨酸盐饮食可使用有机可可粉）
- 3/4 杯大豆、杏仁或其他不含牛奶的植物奶（低水杨酸盐饮食应回避杏仁奶）

用平底锅或微波炉加热植物奶至很烫但不沸腾的状态。把糖浆倒进植物奶中，混合均匀后即可饮用。

能量：157 千卡；脂肪：4 克；胆固醇：0 毫克；碳水化合物：28 克；膳食纤维：6 克；蛋白质：6 克；钠：23 毫克；钾：341 毫克；钙：14 毫克；铁：2 毫克；锌：1 毫克；维生素 A：18 微克

我们的儿子康纳现在 5 岁半，已经有 3 年多没有接触麸质和酪蛋白了。他虽然几乎不吃大豆，但也并不是 100% 回避大豆。在进行饮食干预之前，康纳很少说话。他可以说一些单词，但不能把两个单词组合在一起形成词组。我们让他回避奶制品后，他开始有了一些变化。最让我们难以置信的是，他在回避麸质食物 3 天后能唱一首完整的歌了。经过饮食干预和许多其他方面的干预，现在我身边的人都觉得他除了一些自我刺激的行为外，已经看起来和其他 5 岁的孩子没有任何区别了。

　　　　　　　　　　　　　　—— 一位 5 岁孤独症孩子的母亲

第十五章 主菜

鸡蛋炒蔬菜

成品：8 人份

不含麸质　不含牛奶　可能含大豆　含鸡蛋　不含玉米　不含坚果

- 8 个大鸡蛋（有机）
- 1 大勺水
- 1/4 杯菜花泥（55 克）
- 盐
- 胡椒粉
- 1 根葱，切成薄片
- 1 大勺新鲜罗勒碎（3 克）（可选）
- 2 大勺酥油（28 克）

　　将鸡蛋打入一个中号碗里，加水混合均匀。再加入菜花泥、盐、胡椒粉、葱和罗勒碎。

　　将酥油放在一个大煎锅里融化。用小火将蛋液混合物炒熟后即可食用。

　　注意：如果要做菜花泥，请把下面的配料放入搅拌机搅成泥。

- 1/2 杯菜花（65 克）蒸熟或煮熟，沥干水分
- 1 大勺米浆或椰奶（可润湿菜花即可）

能量：97 千卡；脂肪：8 克；胆固醇：196 毫克；碳水化合物：1 克；膳食纤维：微量；蛋白质：6 克；钠：58 毫克；钾：70 毫克；钙：24 毫克；铁：1 毫克；锌：微量；维生素 A：128 微克

蔬菜泥煎蛋卷

成品：2 人份

不含麸质　不含牛奶　不含大豆　含鸡蛋　不含玉米　不含坚果

　　可以用来做煎蛋卷的蔬菜包括西蓝花、洋葱、西葫芦、大蒜、青椒和胡萝卜。

- 1 杯蔬菜（200 克），煮熟，切碎
- 2 ～ 3 个大鸡蛋
- 海盐
- 少许辣椒粉
- 2 大勺橄榄油

　　用搅拌机把蔬菜搅拌成泥，把鸡蛋打入一个中号碗里，搅拌均匀，加入海盐和辣椒粉调味，然后把蔬菜泥倒入碗中，和鸡蛋液混合均匀。

　　在煎锅中倒入橄榄油，中火加热。将鸡蛋和蔬菜的混合物倒进锅中，继续加热至该混合物完全凝固即可。

能量：267 千卡；脂肪：21 克；胆固醇：323 毫克；碳水化合物：9 克；膳食纤维：3 克；蛋白质：10 克；钠：145 毫克；钾：265 毫克；钙：61 毫克；铁：2 毫克；锌：1 毫克；维生素 A：579 微克

简易鸡肉块

成品：4 人份　　　　　　　(SCD) (LOD)

不含麸质　不含牛奶　不含大豆　不含鸡蛋　不含玉米　不含坚果

　　鸡肉中的脂肪含有优质脂肪酸，不要把鸡皮从鸡肉上去掉。

- 4 只带骨鸡大腿或 2 块鸡胸肉（带皮）
- 蜂蜜或紫云英

　　将烤箱预热至 180℃。

　　在烤盘上涂一层薄薄的蜂蜜，将鸡胸肉鸡皮朝下放在烤盘上。然后在鸡胸肉上再涂一点儿蜂蜜。最后放入烤箱。

　　大约 90 分钟后，将鸡肉从烤箱中取出。

　　这道菜非常适合作为孩子的零食，也可以把鸡肉去骨后用于制作沙拉。

能量：231 千卡；脂肪：14 克；胆固醇：79 毫克；碳水化合物：9 克；膳食纤维：微量；蛋白质：16 克；钠：72 毫克；钾：186 毫克；钙：10 毫克；铁：1 毫克；锌：2 毫克；维生素 A：41 微克

鸡胸肉炒饭

成品：4 人份

不含麸质　不含牛奶　含大豆　含鸡蛋　不含玉米　不含坚果

　　这是一道消灭剩饭的菜肴。

- 2 大勺牛油果油或红花籽油
- 225 克去骨、去皮的有机鸡胸肉，切成小块备用
- 1 个中等大小的洋葱，切碎备用
- 2 个蒜瓣，剁碎备用
- 2 个鸡蛋，搅拌均匀备用
- 4 杯熟米饭（750 克）
- 1 个番茄，去籽切丁备用
- 1 大勺无麸质无酪蛋白酱油
- 1 小勺白砂糖
- 1/2 小勺黑胡椒粉
- 2 根葱，切薄片备用

　　在大平底锅里倒适量油，大火加热后，倒入鸡胸肉，翻炒 1 分钟。加入洋葱，继续翻炒 2 分钟，直至鸡胸肉熟透，表皮变焦黄。

　　待锅中食材熟了以后，加入蒜和鸡蛋，不断搅拌，直至鸡蛋变熟。再加入米饭、番茄、酱油、白砂糖和黑胡椒粉，翻炒大约 2 分钟。最后撒上葱花即可食用。

能量：431 千卡；脂肪：11 克；胆固醇：139 毫克；碳水化合物：59 克；膳食纤维：2 克；蛋白质：23 克；钠：315 毫克；钾：392 毫克；钙：56 毫克；铁：2 毫克；锌：2 毫克；维生素 A：108 微克

简易烤鸡肉串

成品：3 ~ 4 人份

不含麸质　不含牛奶　含大豆　不含鸡蛋　不含玉米　不含坚果

这个食谱的腌料虽然做起来很简单，但可以使普通的烤鸡肉串味道更好。

- 500 克去骨、去皮的有机鸡肉
- 2 大勺无麸质无酪蛋白酱油
- 2 大勺牛油果油或红花籽油
- 1 小勺黑胡椒粉

将鸡肉切成 2.5 厘米见方的块，放入盘中。将酱油、黑胡椒粉、牛油果油混合并加入 1 大勺水，将该混合物淋在鸡肉上，然后盖好锅盖，放入冰箱，冷藏 1 小时。

之后将鸡肉块串在铁签上，中火烘烤 20 分钟，蘸一些剩下的腌料，然后翻面继续烤，直至熟透即可食用。

炸土豆丸子

成品：12 个一口大小的丸子

不含麸质　不含牛奶　不含大豆　不含鸡蛋　不含玉米　不含坚果

- 910 克干鹰嘴豆
- 1 把欧芹（60 克），切碎
- 1 个中等大小的土豆
- 1 个中等大小的洋葱
- 大蒜盐
- 1/8 小勺小苏打
- 1/4 小勺盐
- 3 杯菜籽油或植物油

将鹰嘴豆放在水中浸泡 2 天，浸泡期间可多换几次水。

将欧芹、去皮的土豆和去皮的洋葱洗干净，并将这些食材切一下，放入搅拌机。

将鹰嘴豆也放入搅拌机，搅拌至细腻。可以加一些大蒜和盐调味。

将该混合物分成每份大约 250 克的分量，冷冻起来备用。

烹饪前将混合物融化，在每份混合物中加少许小苏打和盐，搅拌均匀。

将混合物做成一口大小的丸子。在锅中倒入菜籽油，加热至 185℃后倒入小丸子，炸至金黄色即可。最好在炸好后马上食用。

能量：195 千卡；脂肪：8 克；胆固醇：66 毫克；碳水化合物：1 克；膳食纤维：微量；蛋白质：27 克；钠：551 毫克；钾：297 毫克；钙：15 毫克；铁：1 毫克；锌：1 毫克；维生素 A：10 微克

能量：309 千卡，脂肪：7 克；胆固醇：0 毫克；碳水化合物：49 克；膳食纤维：14 克；蛋白质：15 克；钠：79 毫克；钾：759 毫克；钙：89 毫克；铁：5 毫克；锌：3 毫克；维生素 A：93 微克

清爽牛肉西蓝花

成品：4 人份

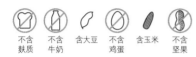

不含麸质　不含牛奶　含大豆　不含鸡蛋　含玉米　不含坚果

这是一道很受欢迎的菜肴的简易版。

- 1 个西蓝花（680 克）
- 500 克牛里脊肉，切成 3 毫米厚的薄片备用
- 3 个蒜瓣，用大蒜夹夹碎
- 1 大勺新鲜生姜（8 克），去皮，磨碎备用
- 1/4 小勺红辣椒，磨碎备用
- 1 小勺橄榄油，分成两份
- 3/4 杯鸡汤
- 3 大勺无麸质无酪蛋白酱油
- 1 大勺玉米淀粉（8 克）
- 1/2 小勺香油

　　将西蓝花的花切成 4 厘米见方的块。再将西蓝花的茎斜切成 6 毫米厚的薄片。

　　在一个直径 30 厘米左右的平底锅中倒入 1 厘米深的水，中高火加热至沸腾。

　　把西蓝花放进锅中煮 3 分钟，不盖锅盖，煮至稍微变软后捞出，沥干水分备用。

　　将平底锅里的水倒掉，然后擦干。

　　将牛肉、蒜、生姜和红辣椒放在一个中号碗里，搅拌均匀。在平底锅中加 1/2 小勺橄榄油，中火加热。在锅中倒入一半搅拌好的牛肉，快速翻炒 2 分钟直至牛肉完全变色。把炒好的牛肉盛在盘子里。

　　用剩下的橄榄油和搅拌好的牛肉重复上述步骤。

　　把鸡汤、酱油、玉米淀粉和香油倒入一个杯子中混合均匀。将炒好的牛肉倒入平底锅，再在锅中倒入玉米淀粉混合物与牛肉一起搅拌翻炒，加热至沸腾。一边煮一边搅拌，直至酱汁稍微变得浓稠。最后，在锅中加入西蓝花，翻炒均匀即可。

　　注意：对于那些对咀嚼肉类有困难的孩子，你可以将这道菜打成泥给孩子食用。

能量：402 千卡；脂肪：28 克；胆固醇：80 毫克；碳水化合物：12 克；膳食纤维：5 克；蛋白质：26 克；钠：1010 毫克；钾：904 毫克；钙：89 毫克；铁：4 毫克；锌：4 毫克；维生素 A：1371 微克

越南春卷

成品：4 人份

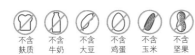

| 不含麸质 | 不含牛奶 | 不含大豆 | 不含鸡蛋 | 不含玉米 | 不含坚果 |

春卷可以很好地隐藏蔬菜，你可以在米卷皮里包裹任何食物。全家人可以一起做春卷。

- 55 克粉丝（可用米粉代替）
- 8 张米卷皮
- 1 根胡萝卜，切丝备用
- 黄瓜去皮，切成细条备用
- 1 个红甜椒，去籽切成薄片备用
- 4 根青葱，斜切成薄片备用
- 2 杯煮熟的有机鸡胸肉丝（280 克）
- 1/2 杯香菜叶（10 克）、罗勒叶或薄荷叶，切成细条或整片备用

将沸水倒进锅中，使水没过粉丝，浸泡 5 分钟，直至粉丝变软。将粉丝沥干并用冷水冲洗。可将粉丝适当切短一点。

在一个浅盘子里装满温水。取一张米卷皮在水中浸泡几秒，直至米卷皮变软。铺在干净的盘子上。在米卷皮上放你想加的食材，注意不要放得太满，皮的两边要留点空余。将馅料平铺码好后，将米卷皮的一边折叠，盖住馅料，包裹起来滚动卷好即可。

青柠辣酱汁

- 1/4 杯鲜榨青柠汁
- 2 大勺（42 克）龙舌兰花蜜或蜂蜜
- 1/4 小勺辣椒片
- 1 个蒜瓣
- 1 小勺姜末
- 1/4 小勺盐

混合所有原材料，使盐充分溶解。

注意：食材可以提前先备好，用蜡纸包起来放入冰箱冷藏备用，待需要时取出即可。

能量：292 千卡；脂肪：9 克；胆固醇：61 毫克；碳水化合物：31 克；膳食纤维：3 克；蛋白质：22 克；钠：224 毫克；钾：654 毫克；钙：92 毫克；铁：3 毫克；锌：1 毫克；维生素 A：1876 微克

美味三文鱼

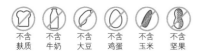

不含　不含　不含　不含　不含　不含
麸质　牛奶　大豆　鸡蛋　玉米　坚果

　　三文鱼是低脂肪、高蛋白质食物，还富含有助于改善孤独症、皮肤问题和免疫问题的 ω-3 脂肪酸。三文鱼中的优质脂肪有助于提高人体免疫力，促进大脑发育和皮肤健康。不要购买农场养殖的三文鱼，最好食用野生三文鱼。

调味料

- 3 大勺蜂蜜（60 克）或枫糖浆（特定碳水化合物饮食应替换为蜂蜜）
- 1 小勺孜然粉（可选）
- 1 小勺香菜，切碎备用
- 1 小勺热水
- 3/4 小勺新鲜柠檬皮屑（可选）
- 3/4 小勺盐
- 1/4 小勺白胡椒粉

主要原料

- 4 片带皮三文鱼（每片 170 克）
- 3 大勺新鲜香菜（12 克），切碎备用

　　预热烤盘或用户外烧烤架中火直接烤。

　　将调味料搅拌均匀后涂在三文鱼片上。

　　将三文鱼带皮的一面朝上，放在热烤盘上或烤架上烤 4 分钟，直至鱼片变色呈不透明状，烤的期间需翻动三文鱼片，直至三文鱼完全熟透。

　　最后，将香菜撒在三文鱼上即可食用。

能量：248 千卡；脂肪：6 克；胆固醇：88 毫克；碳水化合物：13 克；膳食纤维：微量；蛋白质：34 克；钠：516 毫克；钾：573 毫克；钙：32 毫克；铁：2 毫克；锌：1 毫克；维生素 A：78 微克

蔬菜和配菜

不要跳过这一章！

有些家长说："没用的，我的孩子一看到蔬菜就想吐。"不管怎样，请不要轻易放弃。也许其中某一道菜就能成为攻克你孩子饮食难关的一个突破口呢。

无论孩子喜不喜欢吃蔬菜，本章都提供了一些在孩子饮食中加入蔬菜的创造性做法。我们希望这些建议会对你有所帮助。

许多家长说，他们的孩子在食用婴儿辅食阶段愿意吃各种各样的食物，而一旦在他们的饮食中加入固体食物后，他们的饮食喜好就会发生变化。这可能是因为孩子厌恶某些特定的食物口感以及特定的食物，尤其是蔬菜。大多数不喜欢吃蔬菜的孩子都是不喜欢蔬菜的口感和颜色。因此，你需要慢慢地在这些孩子的饮食中添加蔬菜。

土豆泥

成品：至少6人份

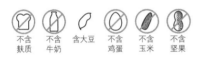

这道简单美味的无麸质无酪蛋白版土豆泥一定会成为孩子的最爱。

- 5个土豆，洗净去皮备用
- 1/4杯无麸质无酪蛋白黄油替代品（55克）或酥油
- 1/2杯豆浆
- 1/2小勺盐
- 1/2小勺黑胡椒粉

将土豆切成5厘米见方的块，放进锅中，倒入冷水没过土豆。将水煮沸后转小火煮10分钟，直至土豆变软。

捞出土豆，把水沥干。将土豆块倒入搅拌机中，加入酥油、豆浆、盐和黑胡椒粉，搅拌至完全混合。可根据个人口味使用调料。

能量：167千卡；脂肪：10克；胆固醇：23毫克；碳水化合物：19克；膳食纤维：2克；蛋白质：3克；钠：189毫克；钾：586毫克；钙：11毫克；铁：1毫克；锌：微量；维生素A：104微克

令人开心的冷冻豌豆

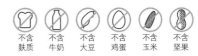

一定要试试这道菜！

不管是孩子还是大人，很多人都喜欢冷冻豌豆这道美食。对那些喜欢松脆口感的人来说，这道美食尤其受欢迎。许多有感官问题和讨厌蔬菜的孩子也觉得吃冷冻豌豆是一种乐趣。可以把这道美食当作孩子的零食或正餐的一部分。

你也可以试着做其他的冷冻蔬菜，或者可以根据情况，在孩子的饮食中加入一些混合冷冻蔬菜。

能量：55 千卡；脂肪：微量；胆固醇：0 毫克；碳水化合物：10 克；膳食纤维：3 克；蛋白质：4 克；钠：81 毫克；钾：107 毫克；钙：16 毫克；铁：1 毫克；锌：1 毫克；维生素 A：157 微克

南瓜泥

成品：4 人份

这个食谱是由康帕特博士的嫂子丽萨提供的。无论是大人还是小孩都很喜欢这道美食。等南瓜泥放凉后，它的浓稠度刚好可以隐藏一些营养补充剂。

- 1 个大号南瓜
- 2 小勺轻橄榄油（不是特级初榨橄榄油）
- 1 小勺枫糖浆（不是和松饼搭配食用的糖浆）
- 1/4 小勺盐

将烤箱预热至 200℃。用叉子在南瓜上扎几个洞，使其均匀受热。将南瓜放在烤盘上。

将烤盘放入烤箱，烤 90 分钟直至南瓜变软。拿出南瓜放置约 15 分钟，待南瓜凉后切开，用勺子挖出南瓜肉。

将轻橄榄油、枫糖浆、盐和南瓜放入搅拌机，搅拌均匀后即可食用。

能量：50 千卡；脂肪：0 克；胆固醇：0 毫克；碳水化合物：13 克；膳食纤维：3 克；蛋白质：1 克；钠：150 毫克；钾：264 毫克；钙：42 毫克；铁：1 毫克；锌：0 毫克；维生素 A：2987 微克

菜花泥（烤箱及微波炉版）

成品：4 人份

不含　不含　可能含　不含　不含　可能含
麸质　牛奶　大豆　鸡蛋　玉米　坚果

　　很多孤独症孩子都非常厌恶蔬菜，尤其是绿色的蔬菜。他们只喜欢吃白色食物。菜花泥作为一种健康、高纤维、营养丰富的白色食物，可以代替土豆泥。但是，要想从土豆泥过渡到菜花泥的话，你需要在开始时将这两种食物混合后给孩子食用。

- 1 个菜花
- 1/8 ～ 1/4 杯米浆或豆浆、椰奶、杏仁奶（特定碳水化合物饮食可使用椰奶或杏仁奶，低水杨酸盐饮食可使用米浆）
- 盐
- 胡椒
- 1 大勺酥油
- 辣椒粉（可选）
- 大蒜（可选）

　　将菜花煮、蒸或微波加热 8 ～ 10 分钟，直至菜花变软。将菜花沥干，挤去多余水分，然后放入搅拌机，倒入米浆、盐、胡椒、酥油。搅拌至顺滑。

　　将菜花泥倒入烤盘。如果需要，可以撒一些调味料。在预热的烤箱中烘烤菜花泥，烤至菜花泥起泡。

　　创新：对那些只吃白色食物的孩子，除了土豆外，还可以加入米饭作为原料。

....

能量：40 千卡；脂肪：3 克；胆固醇：9 毫克；碳水化合物：2 克；膳食纤维：1 克；蛋白质：1 克；钠：9 毫克；钾：78 毫克；钙：6 毫克；铁：微量；锌：微量；维生素 A：40 微克

蔬菜泥

　　将蔬菜做成泥是在孩子的饮食中加入蔬菜的好方法。这种方法可以帮助那些存在感官问题，对食物的味道、口感、外观特别挑剔的孩子接受蔬菜。这些孩子几乎都是原本食欲很好，但随着你在他们的饮食中加入了固体食物后，他们的食欲就下降了。

　　把蔬菜做成蔬菜泥有助于将蔬菜隐藏在酱汁（如意大利面酱汁）、玛芬蛋糕、布朗尼、松饼、花生酱、肉丸、奶昔和巧克力制品中。以下几点需要注意：

- 在泥糊中加入蔬菜的量要少，通常为 1 大勺（15 克）或更少，将其与孩子平常喜欢吃的食物混合均匀。
- 蔬菜的最大添加量取决于与其混合的食物。例如，在意大利面酱汁或烘焙食品中可以加 1/4 杯（60 克）或以上的其他蔬菜，而奶昔中的蔬菜添加量就相对较小。
- 水果泥与蔬菜泥混合后味道更好。
- 在烘焙食品或奶昔中应加浅色蔬菜，如红薯、菜花、萝卜和南瓜。
- 在肉丸、意大利面酱和巧克力制品中可以加颜色较深的蔬菜（特定碳水化合物饮食应回避巧克力）。
- 小豌豆
- 西蓝花
- 绿色豆类
- 甜菜
- 芦笋
- 可以用 1 大勺～1/4 杯（15～60 克）适合孩子食用的有机婴儿蔬菜或蔬菜泥。
- 可以一次选择一种蔬菜，也可以选择多种蔬菜混合来进行添加。
- 注意：第一次添加的蔬菜量要小，之后可根据孩子对食物的接受度来调整。创新：对那些只吃白色食物的孩子， 除了土豆外，还可以加入米饭作为原料。

第十七章

面包、糕点、甜品

我们的女儿对意大利面和麦片上瘾，而我们不知道如何改变她的饮食。当我们让她减少糖的摄入量，并增加蛋白质的摄入量时，一切都改变了。于是，我们开始为她的饮食中添加更健康的食品，如绿叶菜、富含蛋白质的食品和其他谷物等。现在，每天吃晚餐的时候，她都能把盘里的食物吃得干干净净。我们会给她准备青豆、菠菜、西葫芦和西蓝花等蔬菜。女儿吃的蔬菜种类和数量越来越多了。现在，她每天都精力充沛，不再像以前那样情绪不稳定了。她似乎也感觉到了新的饮食方式让她更健康、更快乐。

——一位孤独症孩子的母亲

新鲜的水果对我们的身体健康有益。对大多数孩子而言，把新鲜的水果切碎后直接食用会更好。但是，对那些感觉上高敏感的孩子而言，更适合食用果泥、苹果酱、梨酱等，易于购买且方便食用的婴儿食品也是一个不错的选择。

要想做出健康、好看的糖浆，可以在糖浆里加一些冰冻覆盆子或草莓（最好是有机的）一起搅拌，再把切碎的水果摆在盛放食物的容器中，最后把搅拌好的糖浆倒在切好的水果上。

水煮梨

成品：4 人份（每份 4 块梨）

不含麸质　不含牛奶　不含大豆　不含鸡蛋　不含玉米　不含坚果

水煮梨既可以直接食用，也可以搭配炖煮的梨水制成点心食用。梨还可以加在冰激凌、酸奶或戚风蛋糕（特定碳水化合物饮食可替换为用杏仁或腰果做的冰激凌或非大豆自制酸奶）上搭配食用。

- 4 个中等大小的梨，去皮，去核，切成 4 等份备用
- 2 杯蔓越莓汁（特定碳水化合物饮食可替换为不加糖的 100% 果汁）
- 2 根肉桂棒
- 3 片丁香叶
- 1/2 个橙皮屑

把所有的原料放进平底锅中，使果汁完全没过梨。如果果汁没有没过梨，或锅中部分梨浮在水面上，可将一个小盘子倒扣在锅里，把梨压进水里。中火煮 7 ~ 10 分钟，直至可以用叉子轻松刺透梨。

做糖浆时把梨捞出放到碗里。在平底锅中将锅内剩余液体小火煮 30 ~ 40 分钟，直至锅里的液体减少 1/3 时糖浆浓稠度适宜。将做好的糖浆倒入有盖的容器后，放进冰箱冷藏，最多可保存 3 天。

可以尝试把成熟度差不多的苹果和梨混在一起。较软的水果，如桃子和李子，也是不错的选择，但需要缩短加热时间，因为这样水果才不会变成糊状。

能量：204 千卡；脂肪：2 克；胆固醇：0 毫克；碳水化合物：52 克；膳食纤维：9 克；蛋白质：1 克；钠：16 毫克；钾：320 毫克；钙：138 毫克；铁：4 毫克；锌：微量；维生素 A：25 微克

炸香蕉

成品： 2 ~ 4 人份

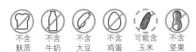

小香蕉也被称为帝王蕉，是制作这道甜点的最佳食材。也可以使用果皮略呈绿色的普通香蕉，只是需要增加一个步骤，即把香蕉纵向切成两半后再横向切成两半。

- 1¾ 杯大米粉（175 克）
- 1/4 杯无糖椰蓉（20 克）
- 1 大勺白砂糖（13 克）
- 1 大勺芝麻（8 克）
- 1 小勺泡打粉
- 1/4 小勺盐
- 1/2 杯水
- 3 杯菜籽油（或其他适合炸食物的油）
- 225 克小香蕉，去皮后纵向切成两半
- 蜂蜜（淋酱）

把大米粉、椰蓉、白砂糖、芝麻、泡打粉和盐放在碗里混合。加水搅拌，直至米糊变得顺滑、无结块。将油倒入锅里，加热至 180℃。

将香蕉蘸上米糊，然后小心地放进热油里炸 3 分钟，翻面，再炸 2 分钟，直至香蕉表面全部变成金黄色。用漏勺将炸好的香蕉捞出，放在铺有吸油纸的盘子中沥干。最后淋上蜂蜜，即可食用。

能量：181 千卡；脂肪：10 克；胆固醇：30 毫克；碳水化合物：19 克；膳食纤维：2 克；蛋白质：3 克；钠：99 毫克；钾：237 毫克；钙：101 毫克；铁：1 毫克；锌：1 毫克；维生素 A：9 微克

巧克力枣泥球

成品： 42 个巧克力枣泥球

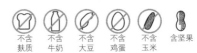

这个食谱来自弗吉尼亚州的苏珊·莱特克。

- 1½ 杯枣（267 克），去核切碎备用
- 1/2 杯烤核桃碎（180 克）
- 1/2 杯无麸质无酪蛋白无糖可可粉（40 克）
- 1 小勺肉桂粉
- 1/4 杯椰奶

将枣、烤核桃碎、可可粉和肉桂粉放入料理机，研磨成细粉。加入椰奶后，搅拌均匀。做成直径 3 厘米大小的球，冷藏后即可食用。

能量：51 千卡；脂肪：3 克；胆固醇：0 毫克；碳水化合物：6 克；膳食纤维：1 克；蛋白质：1 克；钠：7 毫克；钾：69 毫克；钙：6 毫克；铁：微量；锌：微量；维生素 A：5 微克

香蕉蛋糕或玛芬蛋糕

成品：8 份蛋糕或 12 份中号玛芬蛋糕

不含麸质　不含牛奶　不含大豆　含鸡蛋　可能含玉米　可能含坚果

这款糕点除了美味以外，配方还非常灵活，你也可以选择做成玛芬蛋糕。

- 1 杯藜麦面粉（120 克）
- 2/3 杯糙米粉（90 克）
- 1/3 杯木薯淀粉（40 克）
- 1 杯糖（200 克）
- 1 小勺黄原胶
- 1/2 大勺小苏打（7 克）
- 2 小勺泡打粉
- 3/4 小勺盐
- 2 个鸡蛋和 1 个蛋清
- 1 杯香蕉泥（225 克）
- 1/2 杯油（红花籽油、杏仁油、葵花籽油或菜籽油）
- 1/2 杯米浆

在搅拌碗中将固体原料混合均匀，再加入剩余原料，用搅拌机低速搅拌均匀后用中高速继续搅拌 2 分钟。在烤盘上涂一层油，铺上羊皮纸或纸杯蛋糕模。将烤箱温度设置为 180℃，香蕉蛋糕需要烘烤 45 分钟，玛芬蛋糕需要烘烤 20 分钟。

注意：坚果酱非常适合抹在这款蛋糕上搭配食用。

能量：393 千卡；脂肪：16 克；胆固醇：47 毫克；碳水化合物：58 克；膳食纤维：3 克；蛋白质：6 克；钠：585 毫克；钾：328 毫克；钙：91 毫克；铁：33 毫克；锌：1 毫克；维生素 A：28 微克

巧克力慕斯蛋糕

成品：4 ~ 6 人份

不含麸质　不含牛奶　含大豆　不含鸡蛋　不含玉米　不含坚果

这个食谱非常简单！这是一道富含蛋白质的甜点，还能很好地隐藏营养补充剂。

- 1 袋或 2 杯无麸质无酪蛋白巧克力片（340 克）
- 1 包嫩豆腐（340 克）

将巧克力片融化，把嫩豆腐里的水沥干。将巧克力和豆腐放入搅拌机搅拌至顺滑（可能需要几分钟）。将该混合物放入冰箱冷藏几个小时后即可食用。

能量：599 千卡；脂肪：37 克；胆固醇：0 毫克；碳水化合物：73 克；膳食纤维：8 克；蛋白质：12 克；钠：18 毫克；钾：512 毫克；钙：125 毫克；铁：8 毫克；锌：2 毫克；维生素 A：29 微克

柠檬布丁

成品：6 人份

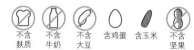

这是另一道可以隐藏味道温和的营养补充剂的美食。

- 6 个蛋黄
- 1/2 杯玉米淀粉（65 克）
- 1½ 杯糖（300 克）
- 2 罐椰奶（每罐约 400 克）
- 3 杯牛奶替代品
- 1 个柠檬的皮
- 2 根肉桂棒
- 1½ 个柠檬的柠檬汁

把蛋黄搅拌均匀，将其与其他的原料混合在一起。中火加热至混合物沸腾后用小火继续加热，不断搅拌，直至混合物变得黏稠。盛放在容器内，至少冷藏 2 小时或冷藏至混合物变硬。

能量：644 千卡；脂肪：37 克；胆固醇：213 毫克；碳水化合物：79 克；膳食纤维：6 克；蛋白质：7 克；钠：34 毫克；钾：411 毫克；钙：107 毫克；铁：5 毫克；锌：2 毫克；维生素 A：101 微克

香蕉芒果布丁

成品：2 杯半（500 克）

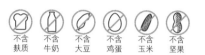

这道美食也非常适合隐藏营养补充剂。

- 1⅓ 杯水
- 1/4 杯香米（50 克）或大米
- 2 个多汁的熟芒果
- 2 个大香蕉
- 1 茶匙香草
- 1/8 茶匙肉桂粉（可选）

用小锅把水煮沸。加入大米，盖上锅盖。小火慢炖 10 分钟，慢炖期间偶尔搅拌一下以防大米粘锅。待米饭煮熟之后关火，将米饭冷却至略高于室温的温度。

把芒果、香蕉和米饭放在搅拌机里打成泥。加入香草和肉桂粉调味后即可食用。

能量：668 千卡；脂肪：3 克；胆固醇：0 毫克；碳水化合物：164 克；膳食纤维：16 克；蛋白质：8 克；钠：23 毫克；钾：1635 毫克；钙：78 毫克；铁：3 毫克；锌：1 毫克；维生素 A：4894 微克

苹果椰奶布丁

成品：6 人份

不含麸质　不含牛奶　不含大豆　不含鸡蛋　不含玉米　不含坚果

这道美食作为甜点是非常不错的。你可以用其隐藏营养补充剂，以帮助无法吞下药片的孩子补充营养。浓郁的椰奶和甜度适中的蜂蜜有利于掩盖营养补充剂的味道。

- 1²/₃ 杯无糖全脂椰奶（不含瓜尔胶）
- 2 个苹果，去皮切丁
- 1 小勺香草精
- 1/2 小勺肉桂粉
- 2 大勺蜂蜜（40 克）
- 1 小勺无味有机明胶

将椰奶、苹果、香草精、肉桂粉和蜂蜜放进炖锅中，中火加热至苹果变软。将炖锅中的食材全部倒入搅拌机中，加入明胶，高速搅拌。搅拌均匀后放入冰箱，冷藏至布丁凝固。

大米冰激凌

成品：4 人份

不含麸质　不含牛奶　不含大豆　含鸡蛋　不含玉米　不含坚果

冰激凌是非常美味的甜品。

- 6 杯米浆
- 1/4 杯糖（50 克）
- 1 大勺蛋白粉（8 克）
- 1 大勺油
- 1/4 小勺盐
- 1/2 杯水果（75 克）（可选）

把 2 杯米浆和其他食材放进搅拌机里搅拌均匀。再倒入剩下的 4 杯米浆，搅拌均匀。将所有食材倒入冰激凌机中再次搅拌。

它的口感跟牛奶冰激凌一样。

能量：180 千卡；脂肪：14 克；胆固醇：0 毫克；碳水化合物：15 克；膳食纤维：1 克；蛋白质：2 克；钠：10 毫克；钾：194 毫克；钙：17 毫克；铁：2 毫克；锌：微量 维生素 A：6 微克

能量：112 千卡；脂肪：3 克；胆固醇：0 毫克；碳水化合物：19 克；膳食纤维：微量；蛋白质：1 克；钠：144 毫克；钾：15 毫克；钙：6 毫克；铁：微量；锌：微量；维生素 A：0 微克

艾登的牛油果水果甜点

成品：4 人份（每份 125 克）

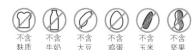

不含麸质　不含牛奶　不含大豆　不含鸡蛋　不含玉米　不含坚果

　　卡拉和艾登为我们提供了这个食谱，这道甜点就如奶油慕斯一样可口。可以使用覆盆子为该甜点增加甜味，但如果孩子不喜欢块状食物的口感，你可以在做这道甜点时去掉块状食材。

- 1 个成熟的牛油果（颜色柔和但不褪色）
- 1 杯冷冻蓝莓（155 克）
- 1 杯冷冻覆盆子（135 克）
- 1 小勺柠檬汁

　　将牛油果去皮、去核，与蓝莓、覆盆子、柠檬汁一起倒入搅拌机，搅拌至顺滑。

　　搅拌好后将混合物放进容器，并在冰箱冷藏，或将混合物分成若干份，单独储存。

　　注意：如果孩子不喜欢覆盆子的块状口感，可以把蓝莓的量增加至原来的 2 倍。

能量：165 千卡；脂肪：8 克；胆固醇：0 毫克；碳水化合物：25 克；膳食纤维：5 克；蛋白质：2 克；钠：6 毫克；钾：395 毫克；钙：18 毫克；铁：1 毫克；锌：微量；维生素 A：113 微克

香蕉花生奶油冰激凌

成品：2 杯（450 克）

不含麸质　不含牛奶　不含大豆　不含鸡蛋　不含玉米　含坚果

　　这道甜品营养丰富，食用后不会有罪恶感。它能很好地隐藏营养补充剂，即使在这道美食中加入那些味道较重的营养补充剂也没问题。

- 2 个熟香蕉，切片冷冻备用
- 1/2 杯无麸质无酪蛋白花生酱（130 克）
- 1/4 杯牛奶替代品（特定碳水化合物饮食使用椰奶或杏仁奶）
- 少许肉桂粉
- 1/4 小勺香草精

　　用搅拌机将所有原料搅拌至顺滑后即可食用，或放入冰箱冷冻 10 分钟后食用。

　　创新：可以用杏仁酱和杏仁提取物代替无麸质无酪蛋白花生酱和香草精。

能量：250 千卡；脂肪：17 克；胆固醇：0 毫克；碳水化合物：21 克；膳食纤维：3 克；蛋白质：9 克；钠：152 毫克；钾：451 毫克；钙：17 毫克；铁：1 毫克；锌：1 毫克；维生素 A：14 微克

柠檬草莓冰沙

成品：6 人份

不含麸质　不含牛奶　不含大豆　不含鸡蛋　不含玉米　不含坚果

可以尝试在这道美食中加入 1/4 杯大米蛋白粉（30 克）。在食物中添加一些蛋白质既可以提高食物的营养密度，又有助于防止孩子食用甜品后血糖升高过快。

- 1 杯草莓片（170 克）
- 3/4 杯鲜榨柠檬汁
- 3/4 杯龙舌兰花蜜（255 克）
- 2 杯水
- 1 小撮盐

将所有食材放入搅拌机，搅拌成泥。将混合物倒入 2 个冰块托盘，放入冰箱冷冻至少 3 小时。将冷冻好的混合物分两次放入搅拌机进行搅拌，搅拌成冰沙后即可食用。也可将冰沙放进容器内，在冰箱里保存。

小贴士：可以用新鲜的覆盆子或黑莓代替草莓片，或者用青柠汁代替柠檬汁，这样可以减弱龙舌兰花蜜的味道。

贝特·哈格曼的多用途面粉替代品

成品：1 杯　

不含麸质　不含牛奶　不含大豆　不含鸡蛋　不含玉米　不含坚果

这个食谱可以在贝特·哈格曼的很多无麸质美食书中找到。她的配方已成为代替多用途面粉的标准配方。

- 2 份大米粉
- 2/3 份土豆淀粉（低水杨酸盐饮食中应替换为竹芋粉）
- 1/3 份木薯粉

将所有原料放入搅拌机，搅拌均匀后储存起来，以备随时使用。

能量：127 千卡；脂肪：微量；胆固醇：0 毫克；碳水化合物：34 克；膳食纤维：3 克；蛋白质：微量；钠：3 毫克；钾：84 毫克；钙：8 毫克；铁：微量；锌：微量；维生素 A：4 微克

能量：4890 千卡，脂肪：15 克；胆固醇：0 毫克；碳水化合物：1101 克；膳食纤维：40 克；蛋白质：78 克；钠：103 毫克；钾：5496 毫克；钙：191 毫克；铁：55 毫克；锌：12 毫克；维生素 A：0 微克

白面包

成品： 1 个（12 片）

不含麸质　不含牛奶　不含大豆　含鸡蛋　可能含玉米　不含坚果

　　孩子们不会知道这款面包竟然非常健康！

- 1 杯水
- 3 大勺油
- 1 小勺盐
- 1 杯糙米粉（140 克）
- 3/4 杯鹰嘴豆粉（105 克）
- 1/2 杯土豆淀粉（80 克）（低水杨酸盐饮食应替换为竹芋粉）
- 1/4 杯木薯淀粉（30 克）
- 4 个鸡蛋清
- 2 小勺黄原胶
- 1 小勺酵母

　　将上述配料放入面包机，设置好后按开始键。面包做好后储存在冰箱里，根据需要可切片后烘烤。

能量：134 千卡；脂肪：4 克；胆固醇：0 毫克；碳水化合物：21 克；膳食纤维：1 克；蛋白质：4 克；钠：201 毫克；钾：109 毫克；钙：6 毫克；铁：1 毫克；锌：1 毫克；维生素 A：1 微克

通用小面包

成品： 12 个小圆面包

    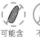

不含麸质　不含牛奶　不含大豆　含鸡蛋　可能含玉米　不含坚果

- 2 小勺酵母
- 1¹/₂ 杯水
- 1¹/₄ 杯糙米粉（175 克）
- 3/4 杯鹰嘴豆粉（105 克）
- 3/4 杯土豆淀粉（120 克）（低酚饮食和低水杨酸盐饮食替换为竹芋粉）
- 1/3 杯木薯淀粉（40 克）
- 1 大勺黄原胶（8 克）
- 1/2 大勺盐（9 克）
- 6 个鸡蛋清
- 1/4 杯红花籽油或牛油果油（低水杨酸盐饮食可使用红花籽油）

　　将酵母和水混合，静置起泡。将其他原料放入搅拌机，加入酵母和水的混合物，低速搅拌后再中高速搅拌 2 分钟。此时，面团会比较黏。在小圆面包烤盘上涂少许油，然后铺上羊皮纸。用冰激凌勺将面团盛到一个较大的带盖容器内，盖上盖子，让面团发酵 1 小时。待面团发酵好后将面团放入温度设置为 180℃的烤箱中，烘烤30 ~ 35 分钟。面包烤好后可储存在冰箱中，随取随用。

能量：173 千卡；脂肪：5 克；胆固醇：0 毫克；碳水化合物：27 克；膳食纤维：2 克；蛋白质：4 克；钠：300 毫克；钾：133 毫克；钙：8 毫克；铁：1 毫克；锌：1 毫克；维生素 A：1 微克

蜂蜜香草松饼

成品： 4～6 个

不含麸质　不含牛奶　可能含大豆　含鸡蛋　可能含玉米　可能含坚果

这些既薄又松软的松饼放到第二天也依然美味。

- 1 个大鸡蛋
- 3/4 杯牛奶替代品（米浆、豆浆、杏仁奶或椰奶）
- 1 大勺蜂蜜（20 克）
- 1/2 小勺香草精
- 1 杯无麸质面粉（140 克）
- 1/4 小勺黄原胶
- 1/4 小勺盐
- 1 大勺泡打粉（5 克）

将鸡蛋、牛奶替代品、蜂蜜和香草精放在一个碗里进行混合。用另一个碗将面粉、黄原胶、盐和泡打粉进行混合。再将这两个碗中的混合物进行充分混合。将不粘锅加热后，每次倒入 1/4 杯面糊（60 克），即可制作 1 个松饼。将松饼煎至一面和边缘呈棕色后翻面，继续煎，直至另一面也变成棕色，即可出锅。

创新：将 1/2 杯新鲜或解冻后的蓝莓（75 克）加到面糊里。

能量：161 千卡；脂肪：1 克；胆固醇：47 毫克；碳水化合物：32 克；膳食纤维：1 克；蛋白质：5 克；钠：915 毫克；钾：54 毫克；钙：218 毫克；铁：2 毫克；锌：微量；维生素 A：21 微克

松脆早餐棒

成品： 15 条

不含麸质　不含牛奶　不含大豆　不含鸡蛋　不含玉米　含坚果

这是一个"万能食谱"，这道美食既可以当作早餐，也可以当作零食或能量补充食品。

- 7 杯无麸质全麦麦片（98 克）
- 3/4 杯蔓越莓干（90 克）
- 3/4 杯蓝莓干（90 克）
- 1/2 杯葵花子（65 克）（可选）
- 1 小勺肉桂粉
- 3/4 杯糙米糖浆（255 克）或蜂蜜
- 3/4 杯杏仁酱（190 克）或腰果酱
- 2 大勺黄油替代品（28 克）

将麦片、水果干、葵花子和肉桂粉放在一个大碗里，搅拌均匀。将糖浆或蜂蜜、杏仁酱和黄油替代品放进一个大的微波炉专用杯中，用微波炉加热 30 秒，或加热至黄油替代品融化即可取出。在杯中倒入麦片混合物，搅拌均匀后装入保鲜袋。

用凉水湿润双手，将混合好的麦片压在一个 23 厘米的方形烤盘上塑形，在取出食物时重新湿润双手，防止食物粘在烤盘上。最后将食物放入冰箱，冷冻 30 分钟后取出，切成 15 条，再次储存在冰箱里。

能量：232 千卡；脂肪：12 克；胆固醇：0 毫克；碳水化合物：31 克；膳食纤维：2 克；蛋白质：4 克；钠：2 毫克；钾：145 毫克；钙：43 毫克；铁：1 毫克；锌：1 毫克；维生素 A：1 微克

南瓜面包

成品：3 个面包或 24 个西式煎饼

不含 麸质　不含 牛奶　不含 大豆　含鸡蛋　可能含 玉米　不含 坚果

南瓜面包冷冻后非常好吃！

- 3¹/₂ 杯无麸质面粉（490 克）
- 1/2 小勺黄原胶（不含玉米）
- 3 杯糖（600 克）
- 2 小勺肉桂粉
- 2 小勺肉豆蔻
- 1¹/₂ 小勺盐
- 2 小勺小苏打
- 1 杯菜籽油
- 2/3 杯水
- 1 罐南瓜泥（420 克）
- 2 个鸡蛋
- 170 ~ 340 克无麸质无酪蛋白半甜巧克力片（可选）

将烤箱预热至 180℃，将面粉、黄原胶、糖、肉桂粉、肉豆蔻、盐和小苏打放入一个大碗，混合均匀。在另一个碗里，把菜籽油、水、南瓜泥和鸡蛋混合在一起。将这两个碗中的混合物搅拌均匀，以使其充分混合。还可以加一些巧克力片。

把面糊均匀地倒在 3 个 20 厘米 ×10 厘米的面包烤盘中，或倒在两个 12 格的玛芬蛋糕盘中（玛芬蛋糕盘需提前喷好不粘喷雾）。面包烘烤 45 ~ 50 分钟，玛芬蛋糕烘烤 40 分钟。用牙签插在面糊中间，取出牙签时如果牙签没有粘上面糊就说明面包做好了。待面包完全冷却后，切片食用。

能量：342 千卡；脂肪：14 克；胆固醇：16 毫克；碳水化合物：54 克；膳食纤维：2 克；蛋白质：3 克；钠：246 毫克；钾：112 毫克；钙：17 毫克；铁：1 毫克；锌：1 毫克；维生素 A：1188 微克

致　谢

一

这本书如果没有以下这么多人的付出和支持便无法完成。在很多方面，这是大家共同努力的成果。谨向以下各位表示衷心的感谢。

在我读医、临床实习及之后过程中用食物和情感支持我的所有朋友，他们可能对我的名字出现在一本食谱上而感到震惊。

我在心之光治疗（HeartLight Healing）艺术中心的那些很棒的同事们，他们以宽广的胸怀接纳不同的意见，他们的专业知识也常常带给我新的启迪。

所有帮助食谱开发和试验的朋友、同事和患者们，还有所有的老师和医生，他们都曾帮助过我，我只不过是站在他们的肩膀上才写成了这本书。

特别感谢珍妮弗·西玛，她的工作已超越了自己的职责，她品尝了无数食物，收集、整理了无数食谱，在我写这本书的过程中她给了我坚定的支持。

如果没有我的同事兼合著者达娜·拉克惊人的知识和创造力，这本书是不可能完成的，她的才华和对工作的奉献精神是无与伦比的。

非常感谢我的父母，他们在我的职业生涯的各个阶段都给予了我坚定的支持，还带给了我很多快乐。

我要感谢我的兄弟们，当他们意识到我是真的要写一本书而不是在开玩笑时，他们给了我百分之百的支持。

最后，我要感谢我的患者和他们的家人，他们每天都激励我变得更好、做得更好。我从他们那里得到的比他们从我这里得到的多得多。

帕梅拉·康帕特

二

在我大学一年级时，我选择了一条很少有人走的路，开始了一段特别的旅程。这段旅程让我感受到了很多阳光灿烂的日子，而不是一路颠簸。那些途中加入的旅伴更是让这趟旅程变得不同寻常。

先驱者和导师们留下了他们的遗产，为我们中的许多人指明了道路，他们忍受了许多反对的声音，并以高尚的谦卑赢得了胜利：伊曼纽尔·切拉斯金、利纳斯·保林、汉斯·塞利埃、卡尔·菲弗、米尔德里德·塞利格、威廉·克鲁克、伯纳德·林兰、坎迪斯·珀特和玛丽·埃尼格。

感谢那些继续致力生物医学干预的先驱们：西德尼·麦克唐纳·贝克、乔恩·庞伯恩、杰弗里·布兰德、利奥·加兰、多丽丝·拉普、玛莎·赫伯特、罗伯特·纳威亚克斯、坦普尔·格兰丁以及在史蒂夫·埃德森指导下在孤独症研究所工作的那些杰出的专业人士。

感谢才华横溢的营养学同仁们，感谢你们慷慨地分享知识及智慧：凯莉·多夫曼、朱莉·马修斯、维多利亚·伍德、凯莉·巴恩希尔、薇琪·科布林、莎莉·法伦、史蒂文·纳德尔、丽莎·路易斯和卡琳·赛鲁西。

特别感谢萨曼莎·塔克，苏珊·德雷舍和乔伊斯·马尔卡希对本书的贡献。特别感谢孩子们和他们的家人。

致我机智、严谨、睿智的合著者帕梅拉·康帕特：感谢你在这本关于多动症和孤独症的书籍中陪伴我走过这段旅程。感谢我的父母给予我的爱、智慧，相信他们的女儿无所不能！感谢我的朋友，他们选择与我同行：朱迪·艾塞纳彻，帕姆·福斯特和他的家人，玛丽·凯·阿尔米，格伦达·英格姆，贝夫·贝利，加勒特·帕克，邦妮·古特曼，琳达·施密特，苏珊·波利多罗夫和帕姆·威尔逊。

我们这个家庭像一个小村庄，爱和幽默使它变得更加强大：克拉克一家，包括苏西、蒂姆、瑞秋和比尔；不断壮大的戈德布特家族；我们的儿子和儿媳妇——小彼得和卡龙·拉克；史蒂夫和玛丽莎·拉克；里奇和朱莉·戈德布特；还有格雷格和柯林·戈德布特；还有最重要的人——彼得·拉克三世、埃拉·戈德布特、基特·拉克、萨米·拉克、斯凯拉·拉克、布罗迪·戈德布特和梅洛迪·拉克。他们带着爱和真诚，使我的工作成为可能，让我每天笑个不停。皮特·拉克，谢谢你邀请我跳舞！

达娜·拉克

参考资料

书籍

Baker, Sidney MacDonald
Detoxification and Healing: The Key
to Optimal Health
www.yourmedicaldetective.com

Barkley, Russell A.
Taking Charge of ADHD: The Complete,
Authoritative Guide for Parents

Bock, Kenneth, and Stauth, Cameron
Healing the New Childhood Epidemics:
Autism, ADHD, Asthma and Allergies.
The Groundbreaking Program for the
4-A Disorders

Campbell-McBride, Natasha
Gut and Psychology Syndrome (GAPS)

Crook, William
Tired—So Tired! and the Yeast
Connection

Dorfman, Kelly
Cure Your Child with Food

Edelson, Stephen M., and Rimland,Bernard
Treating Autism: Parent Stories of Hope
and Success
Recovering Autistic Children

Fallon, Sally, and Enig, Mary G.
Nourishing Traditions

Fenster, Carol
Gluten-Free Quick & Easy: From Prep
to Plate Without the Fuss

Gates, Donna
The Body Ecology Diet

Gottschall, Elaine
Breaking the Vicious Cycle: Intestinal
Health Through Diet

Grandin, Temple
Emergence: Labeled Autistic
Thinking in Pictures: And Other Reports
from My Life with Autism

Hagman, Bette
The Gluten-Free Gourmet series
of cookbooks

Hallowell, Edward M., and Ratey, John J.
Delivered from Distraction: Getting the
Most out of Life with Attention Deficit
Disorder

Herbert, Martha
The Autism Revolution
Autism and EMF: Plausibility
of a pathophysiological link
(with Cindy Sage)

Jepson, Bryan, Wright Katie, and Johnson, Jane
Changing the Course of Autism:
A Scientific Approach for Parents
and Physicians

Hyman, Mark
The Blood Sugar Solution
Food: What the Heck Should I Eat?

Kranowitz, Carol
The Out-of-Sync Child

Lemer, Patricia S.
Envisioning a Bright Future:
Interventions That Work for Children
and Adults with Autism Spectrum
Disorders

Lewis, Lisa
The Encyclopedia of Dietary
Interventions for the Treatment
of Autism and Related Disorders
(with Karyn Seroussi)
Special Diets for Special Kids Two

Lipski, Elizabeth
Digestive Wellness
Digestion Connection
Digestive Wellness for Children
Leaky Gut Syndrome

Matthews, Julie
Nourishing Hope for Autism
Cooking to Heal

Pangborn, Jon, and Baker, Sidney
Autism: Effective Biomedical
Treatments and 2007 Supplement

Pizzorno, Joseph
The Toxin Solution
Clinical Environmental Medicine
(with Walter J. Crinnion)

Price, Weston A.
Nutrition and Physical Degeneration

Rapp, Doris J.
32 Tips That Could Save Your Life.
Rimland, Bernard
Infantile Autism
Dyslogic Syndrome
Segersten, Alissa, and Malterre, Tom
The Whole Life Nutrition Cookbook,
2nd edition
Semon, Bruce, and Kornblum, Lori
Feast Without Yeast: 4 Stages to Better
Health
Seroussi, Karyn
Unraveling the Mystery of Autism and
Pervasive Developmental Disorder
The Encyclopedia of Dietary
Interventions for the Treatment of
Autism and Related Disorders
(with Lisa Lewis)
Shaw, William
Biological Treatments for Autism
and PDD
Vess, Sueson
Special Eats: Simple, Delicious Solutions
for Gluten-Free & Dairy-Free Cooking

其他资料

ADDitude Magazine
Information on ADD symptoms,
medication, treatment, diagnosis,
and parenting
The Autism Exchange
Information on therapies, biomedical,
diet, daily living, education, AEX Blog
Discount products, interactive tools,
library, and consumer corner
Autism Research Institute
Resources, webinars, research,
newsletter, diet information, education
Appendix: Resources
Resources 341
Barnhill, Kelly
The Johnson Center for Child Health &
Development
Food-Medication Interactions
The foremost handbooks and software
on food/herb/medication reactions
Kobliner, Vicki
Holcare Nutrition
Nourishing Hope
Julie Matthews, CNC